胞已三月也脉按之不散但疾者五日也婦人姙娠
女法左疾為男疾為女俱疾生二子又法浮太阴不為母
陽脉為女太陰脉一太陽脉為男 左手脉沉実為男右手脉浮
左右手俱沉実男左右手俱浮大为生二女又法尺脉左偏
右偏大為女左右俱大産二子大著如实狀又法左右俱浮大産
則女作男生左右尺沉産二女不爾則男作女生又法婦人姙娠
房有核是男右乳房有核是女

秘傳驗効女科選録秘閣藏書目録

調經

胎前

產後

秘傳驗効女科選録秘閣藏書

鎮江何仁元先生傳　祁東左田黄永念集

濟陰通玄賦　一

陰陽異質男女殊科欲救在室之疢痾須立專門之方法因其血之虧也故調之必使流通因其血之盈也故抑之不使欝還体本柔弱性最偏頗肥白者多痰瘦黑者多火思太過者氣結養不足者血涸專寵愛者治合異乎孤冷飲膏粱者療莫仝乎藜藿

月事時下兮如潮水之應期血海常滿兮似江漢之流波調之無病可以勿藥或不及期而先來兮氣有餘而血易虧或常過期而後來兮氣不足而血本弱花色淡白兮由血寡之虚桃浪紫黑兮被胞戶之火爍經未行而腹痛兮血凝氣以而可調經已行而腹痛兮和氣養血而莫錯或一月而二行兮邪火迫而氣血不藏或數月而一行兮元氣虧而生化不多此皆有損之症貴在調理之和滿而不泄兮為經閉為血枯為癥瘕瀉而不滿兮為崩中為帶下為漏浊常滿者惡其中滿常瀉者慮其氣絶脉性喜于芤濇診切恐乎洪數芤忍隱而痛甚兮愚婦自速其亡妄攻補而病增兮庸医反肆其害

經候既調男女可合不出三日之期至盡一時之禁乾闢坤闔陽唱陰和滴秋露于花心兮玉粒可結鼓春風于桃浪兮金鱗自躍陰包陽兮丹桂發芽是男陽包陰兮紅蓮吐蕊是女故曰匹配

[illegible]

娠妊之脈先碓尺數關滑而寸盛陰轉陽[illegible]者孕

之際乃為生民之本

震風之喜有徵妊娠之脈必碓尺數關滑而寸盛陰轉陽別而雀啄精神舒展兮桃腮更研飲食須悪兮天癸不落無防悪阻之寒所悪漏胎之熱常要補脾清熱不可耗氣損血熱甾甚兮而胎動不安脾若虛兮而胞胎易墮惟以安胎為主其有雜症為末斯先哲之格言宜後人之守約子懸腹痛勿疑子癇卒倒而可藥子滿胎肥而氣癰子虐脾虛而氣弱子煩子淋兮胎熱所為子種子氣兮胎水所作子嗽子痢兮病轉劇而損胎傷寒傷食兮病若多而成悪常悽惨而自哭兮痴氣結而悲傷暴哂笑而不語兮心血虛而勿藥胎若肥而〻胎速進脉怕微而胗切休錯懷胎之后禁忌不可少犯臨産之月戒慎乃為要藥

啞音爽

産後所損非輕母子之命所托差之毫厘甚于水火胎衣未下兮取之有道悪露未盡兮去之勿過血迷血暈兮死生存乎呼吸血脹血痛兮攻擊戒乎揮毫惟以補虛為主莫因他病而訛藥喜温兮切忌苦寒脉宜和緩兮最嫌洪數悪露各歸于臓腑脏腑即各生障魔頭面常見黒花兮乙木之病声啞而乍見鬼神兮丁火之痾臍下痛而或淋或秘兮溝瀆塞于瘀濁腹中痛而或脹或腫兮倉廩積于陳莝氣息喘嗽不寧兮因犯素天之氣腰痛俛仰不利兮乃冲玄海之波煩熱兮

必要

責其血去而陰虛羸怯兮知其萎劳而氣弱既能詳于症候斯可設乎湯藥

必要

△經候不調兮烏鷄可調天癸或阻兮蒼莎可托地黃補腎兼行參朮補脾莫却三補涼血芎專主崩中之熱補中煖中芎能固帶下之托安胎胡連芎在姙娠以最宜瘦胎達生芎視形症而休錯黑神去惡露可取胎衣十全補羸虛且除陰火臨病審症兮請視後開之條精熟女科兮不枉名醫声價

必要

男子氣血俱足女子氣不足而血有餘至于外感內傷未嘗不同女則別有調經胎前產後之治此婦人女子更一科也調經專以理氣補心脾為主胎前專以清熱養血補脾胃產後專以大補氣血兼行血為主

要

△女子二七而天癸至衝任滿盛月事以時下乃有子故得其常候者為無病不可妄投調經之劑苟或未期而經先行者或過期而經後行者或經閉不通或崩中者或漏下者皆失其常候不可不調也大抵調之之法熱則清之涼則溫之虛則補之滯則行之滑則固之陷則舉之對症施治以平為期

如芩黃連梔黃栢清經之藥也　丁桂姜附溫經之藥也

參朮歸芎補虛之藥也　川芎香附青皮玄胡行滯之藥也

牡蠣赤石脂棕櫚灰側柏葉固滑之藥也　升麻柴胡黃芪白芷升提之藥也隨其症而用之鮮有不効者矣

婦人之經候不調有三一曰脾胃虛弱二曰衝任傷損三曰脂痰凝塞治療之功不可不審

一脾胃虛弱者經曰二陽之病發心脾故女子不月夫二陽者陽明胃也胃主納受水谷長養血氣灌溉臟腑流行經絡乃水谷之海血氣之母也惟憂愁思慮則傷心心氣受傷脾氣失養郁結不通腐化不行胃雖能受所謂長養灌溉流行者皆失其令也故脾胃虛弱飲食減少氣日漸耗血日漸少故有血枯血閉色淡過期始行數月一行之病作也

一衝任損傷者經曰氣以呴之血以濡之故氣行則血行氣則血止女子之性執拗偏急忿怒妒忌以傷肝氣肝為血海

心要

衝任之下衝任失守血氣妄行也又褚氏曰女子血未行而殄與之合以動其血則他日有難名之病故女子未及二十之期而男子強與之合或當月事未盡之時而男子縱欲不已衝任內傷血海不固由斯二者為崩為漏有一月再行或不及期而經先行者也

△一脂痰凝塞者蓋婦女之身內而脾胃之開通無所阻塞外而經隧之流行無所凝滯則血氣和暢經水應期惟彼肥碩者膏脂肥滿玄室之戶不開挾痰者痰涎擁滯血海之波不流故有過期而經始行或數月而經一行及為濁為帶為經閉為無子病　宜導痰湯加当歸黄連香附蒼白木　一云血

[illegible]

婦人之經候不調有三：一曰脾胃虛弱，二曰衝任損傷，三曰脂痰凝塞。治病之工，不可不審。

一 脾胃虛弱者，經曰：二陽之病發心脾，故女子不月。夫二陽者，陽明胃也。胃主[illegible]受水穀[illegible]養血氣[illegible]臟腑流行經絡，乃水穀之海，血氣之母也。惟憂思過慮則傷心，心之氣受傷，脾[illegible]

[illegible]

一 衝任損傷者[illegible]

[illegible]已衝任內傷，血海不固，由斯二者，為崩為漏，有一月再行或[illegible]不及期而經先行者也。

一 脂痰凝塞者，蓋婦女之身內而腸胃之間[illegible]塞于[illegible]

[illegible]當脂肥滿[illegible]

故有過期而經始行，或數月而經一行，及為濁為帶[illegible]為無子[illegible]。宜導痰湯加芎歸黃連香附蒼朮白朮一二劑[illegible]

○○○未及期而經先行症治法 二

如德性溫和素无他疾者責其血盛且有熱也加味四物湯主之

當歸君 赤芍佐 生地 知母 麦冬 地骨皮一錢 川芎七分 生甘草五分 水煎空心食前服 一云一經水不及期而行者血熱也四物湯 加生地黄連黄芩如肥人兼痰加蒼朮南星半夏香附

如性急操多怒多妬者責其血氣俱熱且有鬱也四物加柴胡芩連湯主之 川芎 歸身 白芍 柴胡 条芩炒 黄連炒 香附便製各一錢 生地七分 甘草五分 水煎食前服

如形瘦素无他疾者責其血熱也四物加芩連湯主之

歸身 川芎 赤芍 生地 条芩 黄連炒各一錢 甘草五分 水煎食前服兼服三補丸見前

如形瘦素多疾且熱者責其沖任内損也四物加人參知母麦冬湯主之 歸身 白芍炒 熟地 人參 知母 麦冬各一錢 川芎七分 炙草 生姜三片 棗二枚 水煎食前服更宜常服地黄丸

地黄丸 專治女子沖任内損及腎虚血少血枯血閉之症

熟地八兩 山藥 山茱萸四兩 白茯 丹皮 澤瀉各三兩 加當歸 充蔚子 砂仁 木香 香附 右為末蜜丸白湯下

如曾誤服辛热熯宫之藥過多責其冲任有伏火也四物加知母黄栢湯主之

帰身　赤芍　黄栢炒　知母　生地　木通去皮各一錢　川芎七分　生甘草五分　水煎食前服再服三補丸和之

如形肥多痰鬱者責其血虚气弱兼痰兼鬱四物加陳皮湯主之

当帰身一錢　川芎一錢　赤芍一錢　陳皮去白一錢　白茯一錢　条芩炒一錢　香附制一錢　半夏炒　川黄連炒一錢　生姜三片　生甘草五分　生地姜汁炒七分　水煎服

△○○過期而經後行症三

如德性温和素無他病者責其血虚少也八物湯主之

人参　白术　白茯　當帰　川芎　白芍酒洗　生地酒洗　炙甘草等分　姜三片　枣二枚　水煎食前服

如急性多怒多妬責其血逆血少用八物湯加香附　青皮各等分　姜三片　枣二枚　水煎服兼服蒼莎丸見前　常服以調之

如形瘦素無他疾者責無氣血俱不足也十全大補湯主之

人参　黄芪　白术　白茯　炙甘中　帰身　川芎　白芍酒炒　生地各一錢　厚朴　姜三片　枣二枚　食前服

如形瘦少食者責其脾胃虚弱氣血衰少也異攻散加当帰川

肥者多痰，瘦者多火

芎湯主之　人参　白朮　白茯　炙甘草　陳皮　歸身
川芎一錢　姜棗煎食前服
如肥人飲食过多責其湿痰壅滞軀脂迫塞也用六君子加当
歸湯主之　人参　白朮　白茯　炙甘草　陳皮去白
半夏　当歸身　川芎　香附各一錢　姜三片　水煎食
前服兼服蒼莎丸
如素多痰者責脾胃虛損氣血失養也用人参白朮大補丸主
之　即参苓白朮散加歸芎　川芎　人参　砂仁　石菖
蒲各五錢　白芍　白茯　陳皮　蓮肉　歸身七錢五分
炙甘草三錢　山藥一兩　荷葉包紅米煮飯杵爛為丸如
豆大米飲送下後用地黄丸主之

一月而經再行症　四

如性急多使氣者責其傷肝以動冲任之血四物加柴胡湯主之
歸身　川芎　白芍　生地　柴胡　人参　条芩　生甘
草　黄連　水煎食前服常服補陰丸以瀉冲任之火
補陰丸　黄柏炒　知母等分　蜜丸桐子大每服五十丸空
心白湯送下　如曾誤服辛热之藥者宜服前四物湯加黄
栢知母及三補丸主之　如曾傷冲任之脉用前四物湯加
人参知母麦冬及地黄丸主之

数月而經一行症　五

如瘦人責其脾胃弱氣血虛用十全大補湯及地黄丸主之

如肥人責其多痰兼氣血虛用六君子湯加蒼莎湯主之

人參　川芎等分　白芍　白茯　陳皮去白　蒼术　歸身　香附　只殼　炙甘草五分　半夏七分　姜三片　水煎食前服兼服蒼莎導痰丸

蒼莎導痰丸　即二陳加蒼术香附只殼南星

蒼术制　香附二兩制　陳皮去白一兩五錢　半夏　南星　只殼　炙甘草一兩　白茯一兩五錢　生姜自然汁浸蒸餅為丸淡生姜湯送下

經候或前或後症　六

恚從虛治加減八物湯主之

人參　白术　白茯　歸身二錢　川芎　陳皮　白芍酒洗　丹參　丹皮　香附制各二錢　炙甘草五分　姜三片　棗二枚　水煎食前服再服烏雞丸

烏雞丸　治婦人脾胃虛冲任損傷氣血不足經候不調以致無子服之屢驗　見前

經將來腹痛症　七

凡經水將行腰腹脹痛者此氣滯血實也桃仁四物湯主之

歸梢　川芎　赤芍　香附　丹皮　玄胡各一錢　生地　紅花五分　桃仁二十五个　研泥　水煎入桃仁打碎食前服

濟陰綱目治婦人經水欲來臍腹疞痛用加味烏藥湯　烏藥　縮砂　木香　延胡索各一兩　香附炒二兩

甘草半炙 右细剉每服
加生姜三片水煎
温服按此全是气药
惟血虚者宜之妙在
不用血药

瘦人責其有火加黄連一錢炒 黄芩炒一錢已上俱用前方而加
肥人責其有痰加只壳炒 蒼术制各一錢

經行後作痛症八

凡經水過後腹中痛者此虚有滯也加减八物湯主之
人参 白术 白茯 歸身 川芎 白芍 生地 香附
醋制一錢 炙甘草 木香五分 青皮 姜三片棗二枚
水煎食前服 一云經後小腹痛是氣血虚八物湯加炒玄
胡索 一云若脉絃急不匀是瘀血加桃仁紅花玄胡索香
附 一云經行三五日後腹中綿綿作痛者益血因氣滯
未盡也宜四物湯除地黄加木香兵郎香附

經水多少症治九

瘦人經水來少者責血虚少四物加人参主之
人参 歸身 川芎 白芍酒炒 生地 炙甘草 香附
便浸一錢 姜三片棗二枚 水煎食前服
肥人經水來少者責痰凝經隧也二陳加歸芎湯主之
陳皮去白 白茯 川芎 歸身 香附便制 只壳各一
錢 半夏泡八次 甘草五分 滑石二錢 姜三片 水
煎食前服
凡經水太多者不問肥瘦皆爲熱也四物加芩連主之
歸身 白芍 生地 知母 条芩 黄連各一錢 川芎

甘草各五分　黄栢七分　水煎食前服兼服三補丸

九經水色紫色淡症十

盖經水而色紫者是熱四物湯加香附黄連主之

歸稍　川芎　赤芍　生地　黄連炒　香附　甘草　丹皮各二錢　水煎食前服

經水來而色淡者是虛也加味八物湯主之

炙甘草五分　人參　白术　白茯　歸身　川芎　白芍　炒熟地　黄芪　香附各一錢　姜三片　東二枚　水煎食前服更宜常服地黄丸

已上各例調治之劑並至于經候行時連進十餘劑則下次經期自不差矣若丸藥則宜常服久服乃効

大抵室女忽然脚腫紅大諒是經水乍來而食冷物以滯其血宜用紅花　酒煎服下紅退而脚腫消矣

△〇〇經閉不行症十一

婦人女子經閉不行其候有三一則脾胃傷損飲食減少氣耗血枯而不行法當補其脾胃養其氣血以待氣充血生經自行矣不可妄用通利之劑如妄用通利之劑過多則中氣亦損陽氣亦傷致使癆瘵之疾而不可救所謂索千金千乞丐箠楚日加徒斃其生而已　一則憂愁思慮惱怒怨恨血欝血滯而經不行者法當開欝氣行滯血而用補劑則氣得補

而益結。血滞補而益凝。致使癥瘕腹脹之症。所謂养虎遺患也。一則軀脂迫塞。痰涎壅滯。而經不行者。法當行氣導痰使經得行。所謂良医矣。

如因脾胃虚損。血枯血不行者。加減補中益氣湯主之。

人参　白朮　帰身　白芍酒炒　陳皮各一銭　黄芪蜜制　柴胡各七分　炙甘草　神曲　麦芽各七分　姜枣

煎食前服。更宜服参朮大補丸。烏雞丸。以行經為度。

如因氣鬱。血閉不行者。宜開鬱行氣。二陳湯主之。

陳皮　白朮　蒼朮　香附　川芎各一銭　半夏　青皮　莪朮煨　矣郎　甘草四分　木香五分　姜三　水煎食

遠服。更宜服四制香附丸。以經行為度。

四制香附丸　婦人常服要藥。若氣实宜用。若虚症不可用。宜遵徐東皐論用香附妙。　香附杵淨一斤四兩。錯浸四兩。盐水浸四兩。酒浸四兩。童便浸取出焙干。研末。加天台烏藥半斤。共為末。醋糊丸。白湯送下。

又云。益母草搗汁熬膏丸妙。

如因痰者。用前蒼莎導痰丸。更宜開鬱二陳湯。去莪朮。加只壳一銭。

夫慾期未嫁之女。偏房失寵之妾。寡居之婦。庵院之尼。慾動而不得遂。恨積而不得伸。多有經閉之候。含羞強忍。不欲人知。

致成癆瘵之疾，多不可救者，宜急早治，用四制香附丸、參朮大補丸，蒸行，庶幾可療。此七情之變，無法易治。

有經閉不行，骨蒸作熱，脉虛者，增損八物湯加柴胡主之。

人參　白茯　歸身　白芍酒炒　生地　麥冬　知母　柴胡各一錢　炙甘草五分　有汗加地骨皮，无汗加牡丹皮　淡竹葉十片

水煎食遠服。凡婦人血虛有熱，皆可服之。如熱大甚，服此不平者，加炒干姜一錢，神効。

有經閉發熱，咽燥唇乾，脉实者，四物湯主合涼膈散主之。

歸身　川芎　赤芍　生地　黃芩酒炒　黃連酒炒　枳子酒炒　梔子酒炒　連翹　桔梗一錢　生甘草　薄荷各五分　竹葉十五片

水煎食遠服。凡血实形盛脉有力者，皆可服之。

必要

女科要旨註云：此症氣血俱病故不日。

潛看書云：有石瘕症，經水止而腹大，名曰鬼胎；或經止二三月，似孕非孕；或胎死腹中。三症俱用丹參一兩，歸身弍錢，煎服二三劑。生胎則安，死胎則下，是胎則定，鬼胎則行。忌醋。

一、石瘕腸覃症二十

按《靈樞經》內有言，石瘕、腸覃二症，婦人科未載焉，人鮮知之，予將表而出之，以廣為仁之術。

石瘕者，因經行之時，寒自陰戶而入，客于胞門，以致血凝經聚，月候不行，其腹漸大，如孕子狀。婦人壯盛者，半年後小水長而消矣；若虛怯者，必成腫症，溫經湯主之。

歸稍　川芎　赤芍　肉桂　人參　莪朮　牛膝　故紙炒研　小茴各一錢炒　炙甘草五分　姜三片　棗二枚

水煎食前服，宜常四制香附丸。

必要

女科主意論同，惟多註云：其症氣病血未病，故月以時下，用桂枝湯主之，肉桂、桂枝即宮芎，生地、只壳、炙草、桃仁，仍服四製香附丸。

覃者，因經行之時，寒氣自肛門而入，客于大腸，以致經血凝滯，月侯雖行而怯少，其腹漸大，如孕子狀，呼為胎漏（鬼或疑為胎漏），壯盛婦人，半年以後，長養氣（足）而除（下）虛怯者，必成脹病，桂枝桃仁湯主之。

桂枝　炙郎一錢五分　白芍酒炒　生地　只壳夫炒　炙草各五分　桃仁二十五粒去皮　姜三片　棗二枚

水煎熟入桃仁，食前服。四製香附丸亦當常服。

必要

崩漏十三

凡婦人崩中之病，皆因中氣虛，不能收斂其血，加以積熱在裡，迫熱妄行，故令經血暴下而成崩，崩中崩而不止，遂成漏下，脈訣云：崩中日久為白帶，漏下時多骨水枯，是也。治有三法，初止其血，次清其熱，後補其虛，未有不愈者矣。

凡婦人女子，初得崩中暴下之疾者，宜用止血之劑，所謂急則治其標也。宜白芷四物湯調十灰散主之。

歸身　川芎　白芍　生地　荊芥穗　白芷　甘草一錢

水煎調十灰散，食前服，以止血為度。

十灰散（驗過）

藕節　連蓬　艾葉　蒲黃　棕櫚　干姜　大薊根　柏葉炒　丹皮　油髮各燒灰存性，等分，共為末，和勻，每服三錢，不善吞服者，用醋打古米糊丸梧桐子大，每服百丸。血止而服清熱之劑，用涼血地黃湯。

涼血地黃湯

生地、熟地一錢　黃連　黃柏　知母　藁

本　川芎　升麻五分　柴胡　羌活　防風五分　黄芩
炙甘草　細辛　荊芥穗　紅花一分　蔓荊子四分　水
煎食前服　一方有歸尾　如血未止再吞
十灰丸，血止不來，裏熱已解，宜用補中之劑，加味補中益氣
湯主之　黄芪　人參　白朮　歸身　陳皮　白芍酒炒
茯苓　熟地各一錢　炙草　升麻炒　知母各五分　黄
栢炒三分　姜棗水煎，食遠服，更宜早服地黄丸，午〻服參
朮大補丸，以平為度。
如崩久成漏，連年不休者，此中氣下陷，下元不固也，宜服加味
補中益氣湯，前見　煎服鹿角霜丸立止。
鹿角霜　栢子仁　歸身　龍骨煅　阿交蛤粉炒各一兩
川芎七錢　炙甘草五錢　香附酒制二兩　川續斷一兩
五錢　山藥五兩　作糊丸梧子大，每服五十丸，空心溫酒下
如經血妄行，或吐血，或唾血，或口內血腥者，用前四物涼膈散。
加生韭菜自然汁服之。

必要

△○○十四　帶下症治方法十四

帶下之病，婦人多有，赤者屬熱，兼虛兼火治之，白者屬濕，兼虛兼痰治
之。年久不止者，以補脾胃為主，兼升提。大抵瘦人多火，肥人
多痰，要如此意。　用何首烏為末，酒調送下。
赤帶用前四物湯加芩連升麻丹皮主之，兼服三補丸

夫男女匹配所以廣儲嗣續綱常也厥係匪輕種子之方不可不講必陽道強健而不衰陰癸應期而不愆陰陽交暢精血合凝而胎易結而生育易成矣不然陰衰不能應下應乎陰陰虧不能上從乎陽陰陽既乖雖精血牴牾是以無子雖云天命抑人事之未盡欸故種子者男必清心寡慾以養其精女則平心定氣以養其血輔之以藥餌濟之以方術此人事之當盡者也何謂男貴清心寡慾也蓋形樂者易盈志樂者易蕩富貴之人不知御神則蕩必傾不知御形則盈必虧此清心寡慾為男子種子第一緊要也何謂女貴乎平心定氣也蓋女以身事人而性多燥以色悅人而情多忌稍不如意即憂思怨悲矣憂則氣結思則氣鬱悲則氣阻怒則氣上血隨氣行氣逆則血亦逆此平心定氣為女子種子之緊要也何謂輔之以藥餌男子宜服地黃丸以補左腎之陰加杜仲蓯蓉巴戟天補骨脂沉香以補右尺之陽女子宜服烏雞丸以養其氣血斯為燮理若彼桂附丹石動火耗陽損血消陰之劑一切遠之是也何謂濟之以方術如種子之詩素女之論是也宜時求之

婦人無子多因經候不調藥餌之輔尤不可緩若不調其經候而與之合徒用力于無益之地此調經為女科種子之緊要也

如肥盛婦人稟受甚厚及恣酒食之人經水不調不能成胎謂之軀脂滿溢閉塞子宮治宜行濕燥痰用前蒼莎導痰丸四製

香附丸調治之

如瘦弱性急之人經水不調不能成胎謂之子宮乾濇無血不能攝受精氣宜涼血降火用地黃三補丸調之

如素有偏泱帶下之人經水不調不能成胎謂之下元虛憊不能聚血受精宜補虛濇絕用前烏雞丸補宮丸調之

種子謌云三十時辰兩日半二十八九君須筭落紅將盡是佳期金水過時徒霍乱霍亂之時枉費功月頭月尾覓殘紅當取仙花能結子何愁丹桂不成叢蓋言婦人女子經水未行之時血滿海正滿子宮未開不能受精以成其孕經水既行則子宮開血海將淨子宮則開斯能容其精矣然必自其初行之時記筭至三十箇時辰足兩日半欲種子者貴當其一日二日三日與之交則多生男五日六日與之交則多生女如七日之後子宮已閉縱交亦徒聚樂耳

婦人陰質取象于月自朔至望經水不失時者胎易結生子多壽月光漸生月輪漸消滿也若自望至晦經水行或失其期者胎難結生子多夭月光漸消月郭漸空也此造化之微可與智者語之

素女論中男有三五女有五至如男至而女不至玉体纔交瓊漿先吐不能下應乎陰而陰不從此如女至而男未至則桃浪先翻玉露無滴不能上從乎陽而陽不應也所以無子知

此氣意者亦有先後男女之别如陽精先至陰血後參則精開裹血而成女陰血先至陽精後冲則血開裹精而成男故卜書云陰包陽則桂庭滲秀陽包陰則乘洞得仙斯之謂也

何謂男有三至蓋陰痿而不能舉肝氣未至也舉而不堅腎氣未至也堅而不熱心氣未至也肝氣未至而強合則傷肝其精流滴而不能射也腎氣未至而強合則傷腎其精散漫淡而不粘聚也心氣未至而強合則傷心其精冷而不能熱也此男之無子責乎清心寡慾養肝心腎之氣也

何謂女有五至蓋交感之時面赤而熱心氣至也自中涎瀝微瞑覷覷氣至也嬌声低語口鼻氣喘肺氣至也伸舌沉饕以身偎人脾氣至也玉户開張瓊液流出腎氣至也五氣俱至而與之合則情洽意美陽施陰受有子之道也

男女有疾不可交合男女俱安交合應期三虛四忌不可不避三虛者天地晦明日月薄蝕雷電風雨晦明弦望天之虛也地地震土陷山崩地隘地之虛也憂思悲恐醉飽與勞倦人之虛也犯此三虛則交而不孕、、而不育疾病且生為身之災也忌者一忌本命正冲甲子庚申滅沒休廢之日二忌太寒大暑大醉大飽之時三忌日月星辰寺觀壇廟竈廁塚墓之時処四忌觸忤惱怒罵詈繫持之事犯此四忌非為無子且令人沒壽也

凡種子當應候之期男則服補腎益精之藥女則調其經脈淡其飲之滋味避其寒暑夫婦、依其夫言語溫和情意親洽至于交合必須夜半生意乘旺之時依上三至五至三度四忌行之自然交而必孕、而必生、而必育矣

十六胎前章十六

内經曰陰搏陽别謂之有子胗之寸洪而尺大肝大而脈微者有孕之脈也

婦人受胎之時所當戒者曰房事曰飲食曰七情曰起居曰禁忌曰医藥須要預先記之不可少犯傷胎难產生子多疾悔之無及

古者婦人孕子即居側室不與其夫交接所以產育無难生子有孝亦少疾病今之為夫婦者不知禁忌縱恣情慾有觸犯胎气而墮者有胎肥大而难產者有敗精凝裹而碍者有子多疾痘瘡稠密者此不戒房事之害也

婦人所受胎之後最宜調其飲食淡其滋味適其寒溫使胎得稟清和純平之氣以養育之則胎元完固生子無疾今之為孕婦者喜啖辛酸煎炒肥甘生冷之物不知忌口所以脾胃受傷胎則易墮矣

寒暑交雜子亦多疾多食酸傷肝食苦傷心食辛則傷肺多食醎則傷腎隨其食物各傷其脏氣血筋骨失其所養子病自此生矣又如食兔肉則令兒缺唇食羊肉令兒多白睛食犬肉令兒声喑之類載在書者皆宜忌之一有犯則兒相貌必有不成矣

古者婦人受胎之後視所言動莫敢不正喜怒哀樂莫敢不慎謂之胎教所以胞胎純粹子女多賢况喜則傷心而氣散怒則傷肝而氣上思則傷脾而氣鬱憂則傷肺而氣結恐則傷腎而氣下母氣既傷子氣應之未有不傷者也母氣傷胎必墮其子氣傷臟氣不完病斯多矣朦朧喑啞痴呆癲癇皆禀不正之故也

婦人受胎之後宜行動往來使氣血流通百脉和暢自無难産今之孕婦好逸惡劳好靜惡動貪卧養嬌所以氣停血滞子在腹中氣通于母必有傷者又勿登高勿臨深勿越險勿負重少有觸犯其胎必墮

婦人懷孕欲其生男美者則令覌書史操弓矢欲其女生美者視鸞鳳鎸牡丹若彼神怪傀儡之物必遠避之不可令見稍有犯者兒必不肖女形不佳忌食之物忌用之薬不可輕犯逐月胎神所占之方不可觸犯以致胎墮胎

臨卧之处要人護從不可獨寢邪氣易侵虚險之处不可往来恐墮跌以致損胎娠

娠婦在于清熱養血為主条实黄芩為安胎圣薬清熱故也置水中取沉者為佳俗人不知以為有实而不敢用反謂温熱之薬可養胎氣誤人多矣

養胎全在脾胃譬如懸鐘于梁〻軟則鐘墜梁断則鐘墮矣白

古者婦人妊娠[illegible]

[illegible]

脅胎會於脾胃[illegible]

木補脾為安胎之要藥

胎中痛者非宿砂不止必擇連壳者搥碎略炒用 一云胎痛乃血少以四物湯加香附為末紫蘇湯下

妊娠七箇月之後須用只壳大腹皮則子易産行滯開行氣故也孕婦有疾只以和胎安胎為主所感外傷内傷之症以末治之

妊娠有疾必擇其專門平日無失者用之若未試之医有毒之藥不可輕用以貽後悔更不可輕用針灸以損胎氣

△〇〇十七 悪阻症治 十七

悪阻者謂婦人有孕悪心阻其飲食是也其症顔色如故脉息和平但覺身体沉重頭目昏眩擇食悪聞食気好食酸醎甚者或作寒熱心中煩悶嘔吐痰水胸膈煩満恍惚不能支持輕者不服藥無妨乃常病也重者須少藥調之恐傷胃氣專主于痰以二陳湯為主半夏有動胎之性不可輕用

半夏泡炒黄色五分 白朮一錢五分 陳皮一錢 白茯苓一錢 砂仁八分 一甘草五分 姜三棗二枚 水煎食遠服 一云妊婦悪阻悪聞食氣胃膈痰逆嘔吐 旋覆花 陳皮去白 白茯 吉更 白芍 人参 甘草 川芎 半夏泡七次焙干姜三片水煎空心服下

痩人兼痰兼熱以人参橘皮湯主之

人参 白朮 陳皮一錢 麦冬七分 甘草五分 厚朴

姜炙制　白茯一錢　姜三片　竹茹一彈子大水煎食遠服再加黄芩尤妙

惡阻不能食者保生湯主之

烏藥　陳皮　香附便製一錢五分　砂仁炒　人參　甘草　白朮一錢　姜三片水煎食遠服　按八十四卷龕斯廣育四物湯論古方女金丹純以香附子一味為君謂能調經開鬱今人用之反致氣血兩虛而經益不調矣前不知止必病甚而傷生何則香附味辛性燥耗氣燥血止可以開有餘之鬱耳今之婦女動以虛弱者多則經不調皆因虛而致也

十八胎動不安十八

如脾胃瘦弱不能營束其胎氣血素衰不能滋養其胎不以日月多少而常墮者安胎飲主之

條芩　人參按用三五分穩　歸身　生地　陳皮一錢五分念按陳皮該用五分不宜一錢太多　白芍　甘草　砂仁連殼黑炒五分　姜一黑棗二水煎食遠服更用杜仲丸胡連丸同服尤佳空心服杜仲丸每日三服食前服胡連丸

杜仲丸　胎動不安預防墮者乃預服之藥

杜仲酒浸或姜汁炒　川續斷酒洗各二兩　為末棗肉丸梧子大每服三十丸米飲下與胡連丸仝服或山藥丸妙

胡連丸　安胎聖藥也

條實黄芩四兩　白朮　蓮肉去心二兩　砂仁微炒　炙

預防小產脈法　孕婦兩尺脈微小按之無力主小產宜安胎

安胎丸　治婦人常有小產之患用此服過三个月則不然產甚穩

白朮米泔水浸晒土炒四兩　條芩炒四兩　當歸四兩　熟地　陳皮　香附童便浸　砂仁二兩　續斷酒浸　杜仲鹽酒炒各八兩半　糯米飯搗為丸每服三十

甘草一兩　山藥五錢　白芍作丸送下

如因房事過度觸房不安者四物去川芎　加砂仁阿交湯主之

歸身　白芍　熟地　阿交　青竹茹各一錢　炙甘草

砂仁炒五錢水煎調男子近陰處裩襠一錢服更禁房事免使再墮

或因七情觸動胎氣不安者加味四物湯主之　歸身　生地

白朮土炒　陳壁　川芎八分

因于怒者傷于肝肝主胞本方加黃芩五分　人參　柴胡　甘草各一錢五分

因于悲者傷于肺本方加黃芩　阿膠　蘄葉各一錢　五味十二粒

炙甘草五分

因于恐者傷于腎腎主胞胎本方加杜仲炒　續斷　黃柏　知母一錢　五味子十二粒　改用熟地　人參

如因恐慮積久不解者傷于脾本方加白朮一錢五分　陳皮　香附一錢　炙甘草五分

因于喜樂大過者傷于心本方加黃芩　黃連　白朮　麥冬

一錢五分　炙甘草五分

如因跌撲觸動其胎不安者安胎和氣飲主之

歸身　白芍一錢　炙甘草　砂仁五分　白朮　黃芩

紫蘇一錢五分姜三　棗二　水煎空心服

如因犯忤胎神所占之方胎動不安亦用安胎和氣飲主之已

上二証並用此方如見血動加阿膠艾葉各一錢

△〇〇十九胎漏症治　十九

此条必遵女科方脉主意

胎漏者謂有胎而復下血也女子之血在上則為乳汁在下則為經水一朝有孕乳汁不行經水不動聚于子宮以養其胎也今復漏下則是氣血俱虚胞中有热下元不固也法當用四君子湯以補其氣四物以補其血黄芩黄栢知母以清其热阿膠艾葉以止其血杜仲續断以補下元之虚未有不安者

增損八珍湯　人参　白术　帰身　白芍　熟地　艾葉　知母　条芩　黄栢炒　好阿膠　炙草　姜棗水煎食前服

兼用杜仲丸　見安胎

二十　傷寒症治　二十

姙娠傷寒專以清热和胎各随六經所見表裏之症治之大宜謹慎不可與傷寒常病仝法以至堕胎惧其子母性命此予家傳之秘宝珍重之用加味紫蘓和胎飲為主

蘓葉　黄芩　白术一錢五分　甘草一錢　各随六經所見加藥

如惡寒頭痛身热無汗脉浮緊是太陽標病　加羌活　川芎　防風　葱白　姜三片　淡豆豉一撮　热服覆盖出汗解

如微惡寒不甚發热只頭痛鼻干或頂強此病在陽明經也本方加干葛　白芷　防風一錢、葱三　淡豆豉一撮煎服盖微汗豆豉能安胎

如寒热往来頭眩或嘔或心下煩或胸脇滿此病在少陽經也本方　加柴胡　人参一錢　嘔加半夏七分　胸脇滿加

桔梗　枳壳一錢　眩暈加川芎一錢　姜三　棗三　水煎热服

如發热恶寒咳嗽甚者此病在手太陰經也本方加麻黄去根節　杏仁去皮尖　葱三　姜三　水煎食後服取汗

如恶寒無發热腹中痛吐瀉不渴手足厥冷者此病在足太陰脾經也本方加人参　炙干姜　白芍酒炒一錢　姜三　棗二　水煎服　貴热服

如恶寒倦卧發热手足冷者此病在足少陰腎經也本方加独活　熟地　細辛一錢　姜棗煎

如恶寒手足厥冷唇口青遍身疼如被杖頭巔頂痛者此病在足厥陰肝經也本方加歸身　吳茱萸炒　姜活　細辛一錢　姜葱煎热服

時热症

凡得傷寒多拘日數但無恶寒只發热口燥咽乾而渴者無頭痛此邪在裏宜用黄芩湯為主各随六經所、見之症治之

柴胡　人参　黄芩　甘草一錢

如發热口渴小便不利者此病在手足太陰經小腸膀胱病也本方加白术一錢五分　猪苓　澤瀉　赤茯　木通各一錢

如甚發热大渴者此病在手足陽明胃與大腸也本方加知母一錢　石羔一錢　竹葉十五个　粳米一撮水煎

如大热大渴煩燥大便不通此病在足陽明胃腑也本方加人参　只实炒　大黄煨　芒硝一錢五分　姜三　水煎以利為度

如發热口乾而渴心煩不得眠或乾嘔者此病在足少陽胆腑也本方加麦冬　天花粉　梔仁　酸棗仁一錢　竹如一團　煎服

如發热口乾而渴腹中疼自利此病在足太陰脾臓也本方加

白术 白芍 阿交 白茯一錢 姜三枣二水煎食遠服

如發热而渴自利不止手足冷者此病在足少陰腎臓也本方

去柴胡 加炒干姜 赤石脂 白茯炒一錢 姜三枣二水煎食遠服

如發热而渴利下膿血手足冷此病在足厥陰肝脏也本方加

歸身 白芍酒炒 白术 白茯一錢 烏梅一个 水煎食遠服

如傷寒瘥後調理失宜復發热者此勞復也用黄龍湯主之加

知母 麦冬一錢 石羔二錢 竹葉十五个 粳米一撮 水煎服微汗為度

如飲食失節復發热者此食復也四味紫蘓和飴飲加只壳炒

陳皮 黄連炒 神曲 姜二枣三水煎食遠服 宜節食 忌内傷

若天行時疫傳染者只依上法分六經表裏治之無失于初热

之時用敗毒散加胎藥亦妙方也 人参 羌活 柴胡

白茯 前胡 甘草 川芎 桔梗 只壳 黄芩 白术

蘓葉 葛根 姜三 葱三 水煎热服出汗而解

凡傷寒热病不解遍身發热赤如錦紋者加味化斑湯主之

人参 知母 甘草 黄芩 枝仁 生地各一錢 石羔

二錢 淡竹葉 淡豆豉 水煎食遠服

二十一中風症治二十一

太乙者冬至日在坎正北立春日在艮東北春分日在震正東

立夏日在巽東南夏至日在離正南立秋日在坤西南秋分

日在兑正西立冬日在乾西北太乙移宫之日即八節日天必應之以風雨其日風從本方而來為正風不傷人如自沖方而來為虛風中人即病中其皮膚經絡者則發寒熱頭項身体皆痛或肌肉頑痺中筋骨者則拘挛僵直中臟腑則卒倒昏悶口眼歪斜手足癱瘓口禁不語孕婦得此不可用常治中風之法只以補虛安胎為主本兼用收風之剂增損八物湯主之　人參　白术　白芍　歸身　川芎　生地　黄芩　黄芪　羌活　防風　秦艽　姜三　枣三枚　用水煎多服以平為期

二十二中暑症治　二十二

凡盛暑時暑热之毒者其症發热而渴自汗精神昏憒四肢倦少氣清暑和胎飲主之　黄芪　人參　白术　炙甘草　黄芩　黄連　知母　麦冬一錢　五味子十二粒水煎食遠服

二十三中湿症治　二十三

凡妊婦中濕之症或早行感冒霧露氣或冒風雨或久居下濕之地或大汗冷水浴之其證發热身体重者骨節煩疼頭痛鼻塞黄芩白术湯主之　黄芩　白术　蘓葉一錢五分　姜三　水煎服

○○○

二十四咳嗽症治　二十四

如初得之時惡風寒發热鼻塞声重或流清涕者宜發散加減

参蘓飲主之　人参　蘓葉　陳皮　白术　甘草　桔更
只壳　前胡　黄芩一錢　箔荷少許　姜三片水煎食後
服取微汗而解

妊婦風寒咳嗽及久嗽不已謂之子嗽自與風寒不全例嗽則
引動其氣恐墮其胎宜用人参阿膠散主之　人参　白术
白茯　炙草　黄芩　蘓葉　阿膠　桔梗　只壳　烏梅
一枚　水煎食后服

△〇〇二十五瘧疾証治　二十五

妊婦病瘧不至輕用截藥恐致損胎用柴胡知母湯主之
柴胡一錢五分　人参　黄芩　知母　白术一錢　甘草
五　歸身一錢　姜三　棗三　水煎多服而安
瘧久不退轉加甚者宜與截之經云有故無損此之謂也用七
聖散主之　柴胡　黄芩　知母　炙甘草　常山酒炒　草
果一錢　烏梅肉三枚　酒水各半發日前夜煎露一
宿臨發日更煎温服忌鷄魚生冷猪肉

△〇〇二十六霍乱症治　二十六

其症心腹疼痛上吐下瀉用傷寒内四物紫蘓和胎飲加霍香　味
陳皮各一錢　砂仁炒五分　姜棗煎服

二十七泄瀉症治　二十七

妊娠泄瀉補中安胎為主用四君子湯加白芍一錢　烏梅一

个，更分寒热治之。發热而渴者為热，本方加条参一錢。不渴者為寒，本方炒干姜五分。水煎服。

如滑瀉久不止者，四君子湯加酒炒白芍　訶子肉　炒干姜　烏梅肉一个　水煎食前服。

如久瀉大瀉不止者，用人参白术散主之。人参　白术　白茯　炙草一錢　藿香　木香五分　干葛一錢五分　大剂水煎頻服，代湯水効。

△○○二十八　痢疾症治　二十八

妊娠痢疾，以清热、和胎、行氣、養血為主，努責甚者防其墮胎，用黄芩芍藥湯主之。　歸身　白芍　生地　黄芩　黄連　白茯　白术　生甘草　只壳　陳皮一錢　木香五分　烏梅一个　水煎食遠服

痢久不止，氣血下陷，恐墮其胎，用黄連阿交湯主之　黄連　阿膠　白术　人参　白茯一錢　木香五分　干姜炒　甘草五分　烏梅一个　姜棗煎食遠服

△○○二十九　子懸症治　二十九

妊娠五六月以後，胎氣不和，上腠心腹脹滿疼痛者，謂子之懸，宜用紫蘇飲主之　紫蘇　陳皮　大腹皮　川芎　白芍　歸身一錢　人参　炙甘草五分　姜五　葱七　水煎食前服

三十　子煩症治　三十

必要

姙娠心驚怛怯終日煩悶不安者謂之子煩人参麦冬湯主之
人参　白茯　黄芩　麦冬　知母　炙甘草　生地　竹茹　水煎食遠服

三十一子癎症治　三十一

姙婦忽然眩暈卒倒口禁不能言狀若中風須臾即醒、而即發此名子癎気虚挾痰挾火也宜清神湯主之
人参　黄芪　麦冬　白茯　白朮　炙草　川芎　歸身　黄芩　石菖蒲　棗仁　姜二　棗二　臨熟加竹瀝食遠服
兼服琥珀寿星丸寧神定志祛風化痰

琥珀壽星丸　天南星一斤　掘地作坑深三尺用炭二十斤燒坑紅取去炭用好酒五斤澆之將南星趁熱放在坑内用瓦盆蓋定以黄泥封経一宿開盆取出焙乾為末入琥珀一两硃砂五錢和匀以生姜自然汁打麺糊再入猪心血三介和匀丸硃砂為衣每服五十丸人参煎湯送下日進三次神効
或加菖蒲煎湯下更好

此条照遵女科方脉主意

△○○三十二子腫症治　三十二

姙娠面目身体四肢浮腫者此胎水泛溢謂之子腫加味五皮散
茯苓皮　桑白皮　生姜皮三分　大腹皮　陳皮　白朮　紫蘓連莖五錢　棗五枚　水煎臨服磨木香汁乙匙入服　加黄芩　念接頁

姙婦腹大有水者亦名子腫鯉魚湯主之

姙婦腹大有水氣名子腫[illegible]主之[illegible]

[illegible]

[illegible]

姙娠[illegible]

姙娠子腫[illegible]

三十二

[illegible]

琥珀壽星丸 天南星一斤 掘坑深二尺用炭火二十斤[illegible]

[illegible]

黄芩 [illegible] 當歸 [illegible]

人參 [illegible] 白朮 [illegible] 大棗 [illegible]

[illegible]

姙娠[illegible]

三十一 子癇[illegible] 三十一

[illegible]

人參 [illegible] 黄芩 [illegible] 甘草 [illegible]

姙娠[illegible]

白术二錢 白茯一錢五分 歸身 白芍一錢 陳皮五分 用活鯉魚一箇修事如常食法煮取汁一盞半去魚入生姜五片煎七分空心服

△○○ 三十三 子氣症治 三十三

妊娠自六七月以来兩足腫大行步艱難脚指間有黄水出者謂之子氣凡懷子者常多有之不肯医治直至生後其腫自消甚者茯苓湯主之 白术 白茯 陳皮 香附 烏藥二五分 炙甘草 紫蘇連莖葉叁分 木瓜三片 水煎空心服

三十四 子淋症治 三十四

妊娠小便多又澁痛者謂之子淋加味火府湯主之又治溺血

木通 生地 条芩 甘草稍 人参 赤芍一錢 竹葉十五片 灯草四十九節 水煎空心服 一云妊婦小便澁成淋 通草 治石 麦冬各一两 當歸酒浸 灯心各五錢 甘草 人参 細辛一錢 為末每服二錢麦冬湯下不歸時服

三十五 子滿症治 三十五

妊娠至七八月其胎長大腹大脹滿逼迫子户坐卧不安謂之子滿瘦胎飲主之 腹皮 白术 黄芩 蘇葉 只壳一錢五分 炙甘草三分 砂仁五分和壳炒 姜水煎空心服

三十六 傷食症治 三十六

白术三钱　白茯一钱五分　归身　白芍一钱　陈皮五分　用活鲤鱼一尾，修事如常，食法煮取汁一盏半，去渣入生姜五片，煎七分，空心服。

三十三

子气症治　三十三

妊娠自六七月以来，两脚肿大，行步艰难，脚指间有黄水出者，谓之子气。凡怀子者，常或有之，不可因治，直至生产，其肿自消。甚者[illegible]汤主之。白术　白茯　陈皮　香附　乌药二[illegible]　甘草　紫苏　陈皮各[illegible]分　木瓜三片　水煎，空心服。

三十四

子淋症治　三十四

妊娠小便少又涩痛者，谓之子淋。治宜以火府汤主之。又治颇验。木通　生地　黄芩　甘草梢　入[illegible]　赤茯一钱　竹叶十五片　灯草四十九节　水煎，空心服。一方治[illegible]小便[illegible]成淋。通草　滑石　冬葵子一两　当归酒洗[illegible]各五钱　甘草[illegible]　细辛一钱　为末。每服二钱，[illegible]汤下，不拘时服。

三十五

子痫症治　三十五

妊娠七八月，其[illegible]忽大[illegible]，入[illegible]涎潮[illegible]，[illegible]不安宁之子痫症。羚羊角饮主之。羚羊角[illegible]　[illegible]　一钱五分　[illegible]　甘草三分　杏仁五分　木香[illegible]　服之

三十六

[illegible]食症治　三十六

妊娠傷食滿吞酸惡心不喜飲食者加味四君子湯主之

白朮 白茯 陳皮一錢 人參 半夏 只实 茯神

神曲 砂仁各五分 炙甘草三分 姜二 水煎食後服

三十七頭痛症治 三十七

妊娠不因外感常有頭痛者此屬虛也加味芎歸湯

川芎 當歸 黄芩酒炒 白朮各一錢 細茶二錢

水煎食後服

三十八目鼻咽喉口唇齒症治 三十八

妊娠專以清熱為主有熱痛者並用東垣涼膈散隨症加減

黄芩酒炒 黄連酒炒 枝子炒 連翹 桔梗 生甘草

等分 蘓葉少許 目赤痛加當歸 川芎 羌活 防風

菊花各等分 竹葉十五片 咽痛加大力子炒一錢 唇

瘡依本方姜水煎 衄不止加當歸 生地一錢 茅花奚

子一丸 吐血治與衄仝法 齒痛加石羔 川芎 生地

一錢 白芷五分 蔓荊子五分 細辛 升麻少許

三十九瘡痛症治 三十九

妊娠多有犯乳癰者托裏解毒湯主之

歸身 川芎 黄芩 連翹 白芷 天花粉 金艮花

甘草節各一錢 青皮五分 皂角七个 水煎食後服

假如生在背上或臂上者太陽經分也去白芷青皮加羌活

藁本一防風各一錢　胸膈兩頰發者陽明經也去青皮
加升麻　葛根各一錢　耳前後兩脇肋下發者太陰經也
去青皮　加陳皮　桔梗　桑白皮　天冬各一錢　胯内
陰旁發者厥陰經也去白芷倍加青皮　手足掌内發者少
陰經也去白芷青皮天花粉　加黄連黄栢木通
四十癰毒九不治　四十
一伏兎在脚背上　二排腨在脚肚上　三背脊中　四臓俞
夾脊内旁　五項对口出　六腦　七鬓　八髭鬚　九顋
四十一雜病症治　四十一
妊娠忽然無故悲慘哭泣狀若邪祟者此臓燥也宜十棗湯主
之　甘草二兩　小麦一升　大棗十枚　用水六升煎取
三升分三次温服即効　再服竹茹湯數服和之
竹茹湯　治妊娠心虚驚恐悲哀臓燥　人參　麦冬　白茯
炙草一錢　小麦一合　竹茹鷄子大　姜三　棗五　水煎服
妊婦八九月忽然暴喑不語者此少陰之脉下養其胎不能上
榮其舌十月生子之後自能言語非病也勿信庸医亂利妄
投湯藥
四十二入月章　四十二
妊婦八九箇月形盛胎肥腹大坐卧不安者防其産难宜預服
瘦胎丸主之　商只壳夫炒四兩　白术　歸身　甘草各

二兩 蜜丸梧大每服五十丸空心食前服白湯送下服瘦胎滑胎自然易產

如胎氣本怯不可服上瘦胎丸 欲防難產達生散主之

腹皮二錢 人參 陳皮 砂仁 紫蘇連莖葉各五分 白朮 白芍 歸身一錢 只殼七分 葱三 水煎食後服八九个月服十數貼甚得力

又法 臨月之時或前一月服白朮 条芩 陳皮 甘草 只殼 天冬 麦冬

○難產七條 四十三

一婦人妊娠以血為主以氣為輔氣行則血行氣滯則血滯也富貴之家保愛妊婦惟恐運動任其坐卧以至氣滯而不舒暢血滯而不流通胎不轉動臨產之時胯骨不開子門閉脫生之难甚至悶絕且如貧賤之人勤動勞苦生育甚易斯可徵矣若难產之症宜服達生散去人參 白芍 加莎根即香附 爲藥各一錢

二妊婦至六七个月胎形已具世人不知禁忌恣情交合以致血精瘀血聚于胞中子大母小臨產必難何以騐之兒子生下頭上白膜一片滯膩如膠俗呼如戴白生者是也此难產之症宜服前瘦胎丸

三妊婦之家或問命卜妄談禍福祈祷鬼神愴惶憂慼使其妊

此

婦常懷驚恐喪神勞氣又或臨產時大小慌乱閑襍往來交頭接耳言三語四姙婦恐怖以致產難試觀不正之女偷生之兒母子俱全可以理推若此症者必戒命卜止祈祷但令一二慣熟穩婆在房扶持一切閑襍人往来俱要杜絶更以言語寬慰勿使驚疑

四姙婦臨產之時自覺兒身轉移胞漿流出腰腹痛甚目中如火手足俱冷此正產也若兒身未轉胞漿未破腹中陣、而痛或作或嘔此名灵產穩婆粗率便令努責用力太過母氣已乏及至臨產無力轉運以致难產若此證者催生湯丸視其形症用之

五姙婦臨產之時胞漿既破兒身即轉着力一送兒即下矣穩婆粗率見其胞漿辨破即令使力兒身未轉或轉未順被母逼其快下有逆產者有横產者有倒產者子不得出母亦隨喪誠可哀也若此之症惟穩婆之良者或可調護保全非良医之藥力也

六姙婦初產身体纖柔子户緊窄當產時胞將已破兒頭奔出產母不柰若痛展轉側倒兩足不開兒不得出又有中年之婦生育多者氣弱血少當產時胞破漿下子宫乾澁生理不滑淹延数日如此之症母子得全者鮮矣天命使然人力莫及

七產育之時氣以行之血以濡之然後子宫滑濇生理順易故

論

子犹魚也胞漿猶水也水行魚行水去魚止今產婦胞漿未破之先不當用力而血閙血阻漿乾水枯所以难產若此症者以催生湯救之

救苦丸 治横生倒逆子死腹中胞漿水破

雄黄 朱砂 蛇退 蟬退 乳香 母丁香 射香 雄鼠腎 右細末將鼠腎搗為丸如鷄頭子大每热酒送下一丸男左女右手中捏出子死者須下蒂出其藥急取去以清水洗凈一丸可救四人如無鼠腎以臘天兎腦髓代之

催生法 四十四

凡催生一二日間艱難者以加味五苓散主之

猪苓 澤瀉 白朮 白茯 干桂 車前 木通 只壳 兵郎各一錢 滑石二錢 甘草一錢 灯草四十九節

長流順水煎服連進以予為度

如過二三日間人事强実飲食能食胞水乾澁者加味四物湯主之

歸尾 川芎 赤芍 生地 干桂 玄胡 只壳 香附 蒼朮 兵郎各一錢 取長流順水煎調益元散三錢温服以子生為度

如過三四日人事困頓飲食少者此中气不足不能轉動其胎加味四君子湯主之 人參 白朮 白茯 甘草 歸尾 川芎 只壳 桂 蒼朮 莎根 即香附各一錢 取長流

此

水煎热去查用木香磨濃汁五七匙入内服
如过四五日不產或胎死在腹中何以驗之觀其母之唇舌俱
紅者子母無事唇青舌紅者母死子活唇紅舌青者母活子
死唇舌俱青者母子俱死用奪命丹主之
蛇退一条全者新瓦上煅存性金艮箔大者各七片母
丁香五錢另研蚕退帋一錢煅存性黑鉛一錢五分
汞七分半火溶鉛入汞炒成砂另研男頭髮燒一錢草
鞋鼻七个燒
於净室中修合勿令婦人雞犬見各研為末和丸用雄猪心
血和丸梧大每服二丸長流水送下如昏悶者研開灌之

又催生神方　玄胡粉三錢　射香五分　川歸尾一兩　先
以生雞卵一枚　蜂蜜半盃　真麻油半盃　共和一処将
玄胡粉射香為末調入均匀再将歸尾煎生酒一大碗調前
藥一処服下胎即時生下子母無危

四十五臨產須知　四十五

凡姙婦未產数日前胎必墜下小水頻數此欲產也其應合藥
物慣熟穩婆冝早萵之
其產婦合用之藥如催生湯丸止暈藥物須要預備如干漆查
及破漆器臨產燒之使產婦得聞其氣無血暈之疾又取大
鵞卵石四五枚好酸醋一瓶臨產時以石放火燒紅取石置

瓦盆內以醋澆之房內旋轉數次使產母常聞醋氣不生血暈

又取生韭菜一握放在有嘴小瓶內以熱醋澆之塞其大口以瓶嘴產母鼻中嗅之可止血暈

又取無疾童子尿五七盌淨器收貯臨產後即溫一二盃如生姜自然汁一二匙或酒好的半盃飲之自無血暈

產母房中不可多着人在內只令慣熟穩婆一二人深閉門戶勿使雜人來往更禁用閑人無事詢問大驚小怪只待胞漿已動兒身已轉逼近子門可以用力當此之時產母腹痛其身傾側其護生者不可抱束其腰恐致損兒但扶其肩膊勿令因倒

臨產之時如白蜜沸湯薄粥美膳常要具備如產母言渴則取白蜜半盃湯化開飲之可以潤燥滑胎全其易產、母言飢即以薄粥美饍飲之令其中氣充足自然易生

如夏月盛暑之時必用冷水洒掃房中以挹薰蒸之氣四面窓房大開以薄紗帳遮之使房中清涼血不妄行以免眩暈

如冬月嚴冷之時必四面緊閉窓牀炉焚炭火常使房中溫煖

如春秋時更要閉戶窓塞其血隙使邪氣莫入庶無凍產及中風寒之疾凡臨產期合用水火柴炭銚礶刀剪麻繩系布無一不備可也臨產禁忌假如安床理衣之方好事者為之不用無方

一妊娠月滿不可占卜問神巫覡之徒哄嚇謀利妄稱凶險不

順等辞何如祷神祇保産婦聞之憂疑恐懼夫惟憂慮則氣結氣結則滯而不順必至于难産如此此類宜服達生散以順其氣方覺腹痛不可便欲為生懷疑巫説驚動太早則舉家霍乱致産不利有之

一臨月忽然腹痛或作或止或一二日三五日胎水已來腹痛不密者名曰弄胎非當産也又有一月前忽然腹痛如欲便生却不産者名曰試月非當産也凡腹痛胎水來與不來俱不妨事但當寬心候時若果當生痛極不已胎孕偏陷腰間重脹穀道挺迸櫱水淋下其兒遂生此乃正産自有其時如瓜熟蒂懸果熟自落之類

一初覺腹痛而腰不甚痛者未産也且須熟忍行動不能行者可凭物而立行得又行

一將産之時産婦痛甚不肯舒身行動固執曲腰瞌卧胎元轉動尋到生門已被遮閉如此再三胎已無力決至難産

一初覺微痛且當任意坐卧勉要飲食毋至臨産之力

一産初覺欲生便須惜力調養不可用力妄施兒身方轉竟被用力一逼令兒錯路以致横逆須待臨至産門用力一逼兒則下生此所以當其用力也若時候未到用力徒然

一凡臨産如覺心中煩悶可用白蜜一匙熟水調服

一未産之先或煩渴欲飲水者只可與米飲菉豆湯為佳

千產婦產後頭上下痛以立效

右將油蜜慢火煎三四沸掠去沫調滑石末攪服以油調

滑石散過一兩　白蜜　香油各半盞

催生滑石散治產難水下胞乾胎澀不生用此最效

乾油調蜜封臨產服一丸溫酒送下即產

丁香二錢為末　右三味和勻入兔腦丸如芡實子大每

兔腦髓臘月取者去皮膜　乳香錢半研　麝香錢半研

催生丹　治橫生逆產

一凡臨產房中不得喧嚷驚慌閨中靜以待生

催生丹滑石散益母丸之類或去惡血調理十全無有不驗

水下盡即汚血閉塞門戶令子無路可通故難產也宜用催

胎其水即來胞亦隨下況為產者胞元無力難以達生藥

生後定急服催生之藥夫胞乃胎力既以水身氣死於

一產婦臨時胞漿未下但只穩守無妨服藥後一二時反不

一產婦臨月不可洗頭以免橫生逆產

胎寒則凝血一凝則胎滯不和反致難產

一產後欲服催生符法宜以溫酒溫水服之不可服涼水恐

冷致傷會之病

食雞鵝雜粥從行之惡產婦用力大小便不能消化產難

一若產婦多驚疑可與細軟白粥以令飯過以少許力可

濟陰返魂丹即益母丸　專治横生逆産胎前産後一切

諸證引下于後

益母草八兩一名野天麻一名光蔚子方梗葉類火麻對節而生四五月節間開紫花白花者是可為丹家之用端午日或小暑日俱可収採連根置透風處陰乾用時以手摘去根不犯鉄器石碓搗爛磨羅為細末聽用　川歸七錢　赤芍藥六錢　南木香五錢　右為末煉蜜和丸如彈子大每服一丸好酒童便各半化下或丸如梧桐子大酒便各半吞三十丸凡産倉卒未合只生用益母草搗爛絞汁入蜜少許服之其効甚大本草云此草胎前無滯産後無虚故名益母

一胎連不安下血不止及腹作痛或作声者用温米湯送下

一胎前一切難産不順子死腹中脹滿不下心痛心悶酒便化下或炒塩湯下

一月經不調好酒下或四物湯下

一臨産并産後各先服一丸童便酒下安魂安魄気血自調順諸病不生又能破血止痛養脉息調經絡易産如神

一産胞衣不下藏府虚羸五心煩悶燥热敗血流入衣中脹而難出用好酒化下

一産起卧不得眼前黒暗生花或血热口乾煩燥而渴心神昏乱如見鬼神不思飲食傷風發热手足麻木百節疼痛不可

忍者濃薄荷汁酒便各半送下

産後氣壅喘嗽胷膈不利悪心吐酸水及四肢浮腫兩脇刺痛攣動無力温酒送下

一産後悪露未盡留滞作塊悪露冲心腰腹作痛大便秘小便澁中風吐逆失音不語不省人事酒便化下

一産後寒热往來蓋因敗血傷心則热傷脾則寒狀如瘧疾或腹痛温米湯桂枝湯任下

一産後痢疾後重血瀉棗湯下

一産後崩中下血漏下不止烏梅湯下或糯米秦艽湯下

一産赤白帶艾湯下

一治妳癰益母末酒調敷或生取爛搗敷亦可

一能治小兒痱痢等疾或取葉以砂礶煮粥食之加家于沖中飲之皆効

四十六 産後章 新産生死脉四十六

産後專以補虚為主其有他疾以末治之萬病回春云産後之脉緩滑沉細亦宜實大弦牢濇疾皆危葦杭集云脉虚大或微弱左属血虚右虚氣虚新産之脉緩滑吉实大弦急死若得沉重小者吉忽若堅牢死寸口数疾不調死沉細附骨不絶生

良方云新産之脉緩滑吉實大弦急死來侵

凡婦人新産之後其脉來緩滑者為氣血通利調和是生活

安吉之兆也若見牢大弦急之脉則凶必死之脉也

若得沉重小者吉忽若堅牢命不停

若産婦診得沉重微小者此是形虚相應故云吉兆之脉忽然診得堅硬牢實之脉是脉盛形衰相反性命不可停留必死也

寸口澁疾不調死

若産後寸口脉澁疾大小不調匀者此是血氣衰絶之脉故云死也

沉細附骨不絶生

若重手按之乃得其脉沉細附着于骨不斷絶有力者此生外之兆也

審看此候分明記長須念此向心經

凡為医者宜詳審脉証分明記於心肯也

今併催生之法設為問荅以盡病源以着治法臨産之功庶有所憑司命之寄亦可無負也

問曰産难者何曰産難之因前章已備蓋因産母倉皇坐草太早胞漿雖破兒身未轉或轉未順被母努責不得順出其足先來者為之逆産其先來為之横産露肩與耳額者為之側産或被臍帶纏絆不下者為之凝生倉卒之間二命所係不可無法使傷其命而臨為仁之術也

四十七 救逆産法 四十七

令産母正身仰卧務要定心養神不可驚惧却求慣熟穩婆剪

去指甲清油塗搽其手將兒足輕〻送入再推上兒必轉身直待轉身頭正然後服前催生之藥渴則飲以蜜水飢則飲以薄粥然後扶掖起身用力一送兒即生矣此在穩婆之良貴在先審擇之切不可使針足心及塩塗之法而兒痛上衝母命難保

四十八 救橫産法 四十八

令産母仰卧穩婆悉如上法將兒手輕〻送入再推上摸定兒肩漸〻拨正令兒頭順當産下後進催生之藥飲食之物一切如上扶立用力兒即下矣

四十九 救碍産法 四十九

令産母仰卧如上穩婆用灯審視臍帶或絆其肩絆其耳纏其頷務在仔細却以手法輕〻取托服藥如上法立正一送兒即下矣

五十 問曰盤腸産者何曰當産之時子腸先出盤露于外子係後生生後而腸即收此謂盤腸産也形勢危悪若不忍見蓋由平日氣虛而不能斂東血熱而易流動下元不固關鍵不牢致此苦悪救治之法于子下來之後却令産母仰卧穩婆用手托其腸將蒀蒂之物先以温水洗净然後輕〻送入推而上之即令産母收足夾定緊閉谷道其腸自收上也或取草蔴子四十九粒去殼搗爛敷在頂心將腸收盡而急去之次或用冷水和醋令人噴産母之面一噴一收以漸收入又其收

也。此一次之苦，再次臨產又復有之。欲免此若者，宜于平日無孕之時，多服地黃丸加五味一兩、桂一兩，以固下元之關鍵。及有孕時，多服胡連丸加人參一兩以補氣，又服二補丸以涼血。如活胎、瘦胎之藥不可輕服。入月之時，再服八物湯加訶子、粟殼製十餘劑，庶可免矣。 五十

五十一問曰：產子氣絕不啼者何？曰：子欲下時，產母護痛，其身偃僂傾側，兩足不開，子頭正當產門，被母曲折，夾氣不得伸，故生下悶絕而不啼也，謂之寐生。救安之法，急令穩婆輕用手法取下胎衣，切勿斷臍。先取小腸鍋子停水在內，燒沸，以胎衣置湯中。若倉卒之間斷其臍帶，不可救也。 五十一

○○△ 五十二問曰：子死腹中者何？曰：兒頭當欲下之時，被母護痛，兩足不開，夾損其頭而死者；或因產難，胞漿已乾，生路漸塞，子不得出，氣閉而死者；或因產母關爭忍耐，當值之人不善扶掖，緊抱其腰，以致傷胎而死者；或因生路不順，若逆、若橫、若側、若礙，穩婆不善調護，用手莽撞，反傷其子而死者；或被臍帶纏頭，氣絕而死者。但覌其母舌青、手指甲青、臍下冷、口中有息氣者，子死腹中的矣。急用加味五苓散、奪命丹，取出死胎，保母。穩婆善取者尤妙。如母唇面青，則母亦不救矣。 五十二

○○△ 五十三問曰：胎衣不下者何？曰：子既生下，胎衣隨來，或少留時刻而來者，常侯也。若久不下，不可不講，急服加味五苓散（此方見前條催生法下）

胞衣不下

下胞衣甚捷其症或因産母力之氣不轉運者或因血少産

当帰芎 以芎三钱

門乾澁者或因子出子宮空虚胎衣吸貼而不下者倉卒無

酒煎服之即下

藥可尋路上撒莚一隻以別軟繩繫其臍帶近陰処連繫数

又方

荷葉水醋煎湯调服龍肝末澄清服

道而留繩頭格宜緊来仔細却將撒莚以繩係之然後断其

三五下

臍帶洗兒収養産母任其坐卧行立胎衣自下有過旬而爛

又方

用女人破鞋燒灰為末吹入鼻中即下

下者屡試屡驗若不断臍使子氣灌入衣中尤不便于子也

惟慣熟穏婆善取胎衣者甚不費力求嗣之家不可不預擇

也　一云衣胞不下因何故多緣其中藏敗瘀棕灰童便来

热吞移時汚穢盡張逐　五十三

五十四 問曰産後血暈者何曰新産之婦眩暈卒倒不省人事口禁氣

冷謂之血暈此悪候也不救者多若悞作風治医殺之耳蓋

由坐草之時不知用燒漆器燒醋石嗅韭醋飲童便以治未

暈之先所以有此血暈也其症有二當分治之　五十四

五十五 如去血太多者卒然倒仆者此血氣兩虚也急用韭醋嗅法以

待其醒再用清魂散主之　五十五

澤蘭葉　人参一錢　荊芥穗　川芎一錢　歸身五錢

炙草八分　水一盞酒一盞煎一盞去查入童便一盃服加

竹瀝更好

五十六 如去血少者或悪露未盡腹有痛而昏眩者一如上法令醒用

黑神散主之　黑豆炒　熟地　當歸　桂心　姜煨　炙

草　白芍酒炒　生蒲黃各二錢　如上法酒水煎

又法以荆芥穗為末以童便和酒調二錢熱服亦如神若口禁
挑牙灌之或灌鼻中又治產後中風身强直以温酒調末服之
半夏搗為末冷水丸黄豆大納鼻孔中則醒　一云產後血
暈不知人事血沖悶絶四物湯五靈芝半生半熟右為末温
酒下若口噤挑開灌下　五十六

五十七 問曰產後眼見黑花昏眩者何曰惡露不盡敗血流于肝經肝
開竅于目故眼見黑花諸風掉眩皆屬肝木故為昏眩用前
清魂散加牡丹皮一錢亦如上法煎服　五十七

五十八 問曰產後脇痛者何曰此亦敗血流于肝經厥陰之脈循行脇
肋故為脇下痛者此症有虚實宜分治之　五十八
如脇下脹痛手不可按此乃瘀血宜去其血芎歸瀉肝湯主之
歸尾　川芎　青皮　只壳　莎根便製　紅花　杏仁各
五錢　水煎去渣入童便酒各一盃服
如脇下痛喜人按之其氣悶動筋骨狀若奔豚者去血太多此
肝臓虚也當歸地黄湯主之
歸身　白芍　熟地　人參　炙草　桂心　陳皮一分半
姜棗　水煎温服

五十九 問曰產後不語者何曰人心有七孔七毛產後虚弱敗血積貯
于心竅神志不能明了故多昏聵又心通于舌心氣閉則舌

強不語也七珍散主之 五十九
人參 石菖蒲 生地 川芎一錢 細辛二分 防風
辰砂五分另研 水煎去查調辰砂末食遠溫服 一方
有甘草五分名八珍散

六十 又有言語不清舍糊蹇澀者此心主血去血太多心血虛弱舌
乃心之苗其血不能上榮于舌故令舌萎縮卷短語不出也
加味生脈散主之 人參 麦冬 歸身 生地 炙甘草
石菖蒲一錢 五味十二粒 犢猪心一枚 州開水二盞煮
至一盞去心入藥煎至七分食後服 又治怔忡有効 六十

六十一 問曰產後乍見鬼神者何曰心主血產後血去過多心神恍忽
睡卧不安言語失度如見鬼神俗医不知呼為邪祟誤人多
矣茯神散主之 六十一 茯神 柏子仁 遠志 人參 歸身
生地 甘草一錢 桂心五分 用犢猪心一个 州開水二
中煎至一中去猪心入藥煎至七分用辰砂末五分調食遠服

六十二 如心下脹悶煩燥昏亂狂言妄語如見鬼神者此敗血停積上
干于心心不受觸便成此症芎歸瀉心湯主之 歸尾 川
芎 玄胡 蒲黃 丹皮 灵脂各一錢 桂心七分 水
煎去查調灵脂末食遠服 一云產后顛狂唱歌踰墻上上
屋當歸一錢 白芍 白茯 柴胡各一錢五分 甘草 薄荷五
錢 遠志 桃仁 藕木各一錢 水煎服 六十二

六十三 問曰：產後心痛者何？曰：心者血之主，其人宿寒而伏，因產大虛，寒搏于血，血凝不行，上冲于心之經脉，故心痛也。但以太岩蜜湯主之。六十三

寒去則血脉行而經絡通，心痛自止。若以為敗血攻之，則虛極寒亦甚，漸傳心之止經，変為真心痛而危。宜用

干姜炒　桂心　小草　生地　歸身　獨活　吳茱萸　白芍酒炒　炙甘草各一錢　細辛五分　水煎溫服

六十四 問曰：產後腹脹滿悶，嘔吐惡心者何？曰：敗血散于脾胃，脾受之則不能運化精微而腹脹，胃受之則不能納受水谷而生嘔逆。若以尋常脂脹治嘔之劑，則藥不对症而症轉劇。宜用抵當湯主之。

赤芍　半夏　澤蘭葉（不用）　陳皮　人參二錢　炙草一錢　干姜五分　水煎热服　六十四

六十五 亦有傷食而腹脹嘔逆，以脉症別之。因于血則脉弦濇，不惡食而嘔，多血腥；因于食則脉弦滑，惡心而嘔，加味（孚食用此方）平胃散主之。

蒼术浸焙干　厚朴姜汁炒　陳皮　香附酒炒　人參　神曲各一錢　炙草五分　生姜煨五分　水煎热服，或晛晥丸亦佳。六十五

晛晥丸　當泄之後服

良姜炒　姜黄　蓽澄茄　陳皮去白　三稜煨　莪术煨　人参等分

共末，用蘿卜慢火煮令極热，研爛和匀，餘汁煮麵糊為丸梧子，每服十丸，蘿卜煎

五味　麻黄去根(不可輕易用)　杏仁等分　竹葉十五片　棗二水煎

食前服有汗去麻黄加桂枝

七十二 如久嗽不止涕唾稠者加味甘桔湯主之七十二

甘草　桔梗　冬花　貝母　前胡　只殼　白茯　五味

麦冬等分　竹葉十五片　水煎食後服

七十三 若產後食盐太早而咳嗽者难治七十三

七十四 問曰產後喉中气急喘促者何曰榮者血也衛者气也内外相通

流榮衛相隨若產後血下过多、榮衛暴竭、衛气无主、独聚肺

中、故令喘也此名孤陰絕陽最难治、若因敗血停凝急以（古董子肺恋令喘也）难

底灸热于小腹上下熨之、次服七十四○要奈良方卷廿二產後喉中气急喘促議論明白。

奪命丹(極効)　附子泡去皮臍五錢　丹皮　干漆煅烟尽各

一两　共為末酸醋一升大黄一两熬成膏和丸梧子大每

服五十丸温酒送下（產宝云如因產後感寒咳嗽喘悶痰涎壅塞坐卧不寧如服奪命丹喘不定可服此藥旋復花湯前胡　麻黄去根　杏仁去皮尖　五味子　茯苓　甘草等分）（小字：全復　人参　半夏　赤芍等分每服四錢姜三片棗一枚煎）宜参大全正宗

又有產後血流于肺面赤發喘欲死者参蘇飲主之七十九詳明

人参末一两　蘇木一两　水煎蘇葉杰去查調参末服取时加減难尽述

七十五 問曰產後腰痛者何曰婦人之腎胞脉所係產後下血過多胞

脉虚則腎气虚腎主腰故令腰痛也其痛隱、喜人按摩補

腎湯主之、熟地　帰身一錢　杜仲　独活　桂心　續

斷　姜棗水煎空心服七十五

又云敗血流于腎經帶脉阻塞有腰痛者其症脹痛如刺時作

時止手不可近加味復元通氣散主之

歸身　川芎　小茴　故帋　牛膝　玄胡　桂心　丹皮各一錢　水煎去查再以木香五分磨汁調乳香五分沒藥五分空心服

又有因產時起伏閘閣或被人抱扶捏悶胃氣及帶脈者亦作腰痛用前復元通氣散主之

七十六 問曰產後遍身疼痛者何曰產時骨節開張血脈流散衛氣衰弱則經絡肉分之間血多凝滞骨節不利經脈不止故腰背不能轉側手足不能屈伸而痛也勿作風寒輕用汗劑趁痛散主之

當歸　桂心　白术　牛膝　黄芪　独活　生姜一錢　炙甘草　薤白各五分　水煎热服七十六

七十七 又曰新產氣虛久坐多語運動用力遂致頭目昏眩腰脊四肢疼痛寒热往来如瘧自汗盗汗名曰蓐劳勿作寒热誤投汗劑白茯苓散主之

白茯　歸身　川芎　桂心　白芍　黄芪　人參　熟地一錢　水二中猪腰子一對去脂膜切碎煎至一中半去腎子入藥加姜枣煎七分温服七十七

七十八 愚按蓐劳症或因臨產時生產不順憂恐思慮内傷其神展轉閘閣外劳其力内外俱傷形神皆瘁或因新產後氣血未復飲食未充起居失度言語不止調攝失宜情欲失禁外感風寒内傷飲食漸或羸瘦疾病皆作苟非良工妙劑鮮有不成

劳瘵而斃者矣當服十全大補湯宜早用地黄丸加當歸

牛膝　苁蓉　五味　栢子仁　白术各二両　人参一両

煉蜜丸服　七十八

再用增補産後補虚　人参　白术　茯苓　帰尾　陳皮

川芎五分　炙草三分　有热加黄芩一钱出丹溪

又用　人参　白术　白茯　帰身　白芍　生地　甘草

黄芪　藿香　姜枣水煎食遠温服當煮猪腰子粥以助之大劝

煮猪腰子粥法

猪猪腰子一对去脂膜薄切如柳葉大盐酒拌淹一時再用

水三中粳米三合放瓦礶内和腰子煮熟再入葱細切于内調和得宜食之

七十九問曰産後腹痛者何曰女人之血未有胎時則為経水經水不行則為痛産時則為悪露悪露不來則病故新産之婦中氣虚弱不能運動其血、、斯凝滞或閉而不行或來而不盡随其所止之処无不成痛敗血入腹故為腹痛乍作乍止其痛如刺手不可迫黒神散主之服此不止其痛当帰散主之

當帰三钱　炙草一钱五分　赤芍　川芎　桂一钱水煎服

又有産後氣虚外受風冷之氣内傷生冷之物以致腹痛者得人按摩或以热物熨之即略愈之者當歸建中湯主之七十九

帰身　白芍酒炒　桂心　炙草各二钱　姜枣水入煎入饴糖

八十問曰産後小腹痛者何曰臍下者胞胎所繫之處血之所聚也

[illegible]痛而實者宜常服十全大補湯[illegible]早用地黃丸[illegible]常服

半服[illegible]落十八兩　栢子仁　白朮各二兩　人參一兩

桑寄生服七十八[illegible]

半用補中益氣湯[illegible]人參[illegible]白朮[illegible]茯苓[illegible]陳皮

又[illegible]三分[illegible]白朮三分[illegible]茯苓[illegible]黃芩一錢[illegible]生地[illegible]

又用人參[illegible]白朮[illegible]白茯[illegible]當歸[illegible]甘草

[illegible]

水三斗煮米三合[illegible]

七十九

問曰：產後腹痛者何以？曰：大人[illegible]未有[illegible]則為[illegible]

[illegible]

八十

問曰：產後小腹痛者何由？曰：[illegible]

[illegible]

新產之後其血不去或去不盡即成痛也其痛無時刺痛則有形須臾痛止又不見形黑神散主之 八十 方見前五十六条下

八十一 又有臨產之時寒氣客于子門入于小腹或因坐卧不謹使虛冷之氣乘虛而入此寒疝也但不作脹耳无形塊為異耳全鈴子散主之 川練子 小茴炒 故紙 桂心 木香各一錢 姜水煎去渣入木香磨濃汁食前熱服 八十一

八十二 問曰產後兒枕痛者何曰腹中有塊上下時動痛不可忍此由產前聚血產後氣虛惡露未盡新血與故血相搏而痛俗謂之兒枕痛即血癥之類也當歸玄胡湯主之 八十二 玄胡 歸尾各一錢五分 灵脂 蒲黄一錢 赤芍 桂心七分 紅花五分 酒水各一中煎至一中去查入童便一盞全服 如山查 一方加牛膝

羊肉湯 通治大腸痛小腸痛兒枕痛之神方兼治虛羸

精羊肉四兩 當歸 川芎一錢 生姜一兩 水十盞煎至三盞掠去沫分四次飲

八十三 又產後惡露凝滯寒熱往來極痛斯成癥瘕加味四物湯主之

四物加三稜 莪朮 桃仁 紅花 乳香 沒藥 五靈脂 莎根乾漆炒各等分 水煎服 八十三

八十四 問曰產後頭痛者何曰人身之中氣為陽血為陰陰陽和暢斯無痛矣產後去血過多陰氣已虧陽氣失守頭者諸陽之會

上膝于頭故為頭痛但補其陰血陽氣得從而痛自止芎歸湯主之 八十四

川芎　川歸各五錢　葱白連鬚五根　生姜五片　水煎食後服

又有敗血停留子宮厥陰之位其脉上貫頂巔痛者黑神散主之

黑豆炒去皮二合　熟地　当歸　桂心　黑姜　炙草　白芍酒炒　生蒲黄各二錢　如上法酒水煎服

八十五

問曰産後發熱者何曰産後去血過多血虚則陰虚陰虚則内熱生其症心胸煩滿吁吸短氣頭痛悶亂晡時轉甚與大病後虚煩相似人参当歸散主之 八十五

人参　當歸　熟地　桂心　麦冬　白芍酒炒一錢五分　右水二中先以粳米一合竹葉十片煎至一中半去米與竹葉入藥加大棗三枚煎至七分温服熱甚加炒黑干姜一錢

竊謂前症乃陽隨陰散氣血俱虚若惡寒發熱煩躁作渴急用十全大補湯若熱愈甚急加桂附若作渴面赤宜用當歸補血湯若誤認為火症投以凉劑禍在反掌王太僕先生云如大寒而甚熱之不熱是無火也熱來復去晝見夜伏夜發晝止不時而熱是無火也當治其心如大熱而甚寒之不寒是無水也熱動復止倏忽往來時動時止是無水也當助其腎故心盛則生熱腎盛則生寒腎虚則寒動於中心虚則熱收于内又熱不勝寒是無火也寒不勝熱是無水也治法前

症無水者六味丸。無火者八味丸。氣血俱虛者。八珍湯與十全大補湯。

八十六 一云產後發熱。自汗。肢体疼痛。名曰蓐勞。當歸。人參各七錢。黃芪三兩。黑姜一錢。其四味為咀片。以羊肉一斤。煮亨汁五大盞。去肉入煎藥。煎四大盞。去渣。作大服。八十六

八十七 問曰傷食發熱凡婦人產後陰血虛陽無所依而浮散於外故多發熱治法用四物湯補陰血而以炙乾姜之苦溫從治收其浮散使歸依於陰然產後脾胃虛多有過於飲食傷滯而發熱者誤作血虛則不効矣但遇產後發熱若胸膈飽悶噯氣惡食泄瀉等症只作傷食治之若發熱而飲食自調者方用補血正治 八十七 愚按新產若胸膈飽悶噯腐惡食或吞酸吐瀉發熱此為飲食停滯宜用四君子加厚朴山查若胸膈飽悶食少發熱或食而難化此為脾氣虛弱宜用六君子加炮姜若用峻厲之剤腹痛熱渴寒熱嘔吐等症此為中氣復傷急用六君子加炮姜若認為熱投以他剤則誤矣。

八十八 問曰產後大熱必用干姜者何曰此熱非有余之熱乃陰虛生内熱也。故以補陰氣。大剤服之。且干姜能入肺。和肺氣。入則引血藥生血。然不可独用必與補陰藥全剤此造化自然之妙惟知者可以語此 八十八

其干姜之妙詳医貫血症条下言之極詳

八十九 問曰產後乍寒乍熱似瘧者何曰敗血未盡陰陽不和皆令發

寒熱也何以別之曰敗血為病則小腹刺痛此為異耳故敗血未盡者以去滯為主陰陽不和以補虛為主若作寒虐治誤矣

十九問曰敗血不盡作寒作熱者何曰敗血流滯則經脈皆閉榮衛不通閉于榮則陰盛而寒閉于衛則陽盛而熱榮衛俱閉則寒熱交作榮衛氣行則即解矣若去滯血黑神散捲荷散皆要藥也

捲荷散 初出捲荷葉焙干二兩 蒲黄五錢 丹皮五錢 生地七分 姜三童便和酒一大碗煎至七分熱服

一方無生地有當歸一兩 紅花一兩 為末每服二錢空心溫酒調入童便服下

黑神散 方在前八十四上

九十一問曰陰陽不和作寒作熱者何曰產後氣血虛損陰陽俱虛陰虛則陽勝而熱陽虛則陰勝而寒陰陽俱虛則作寒作熱也增損四物湯主之

歸身 白芍酒炒 川芎 干姜炒黑 人參各一錢 炙草 姜棗水煎溫服 寒多熱少加桂一錢 熱多寒少加柴胡一錢 干姜減半 煩渴加知母麦冬各一錢 食少加陳皮白朮各一錢 虛倦甚加蜜炙黄芪一錢

又方名補虛湯 人參 白朮 白茯一錢 川芎 當歸五 炙甘草 陳皮一錢 熱甚加炒干姜 熱微加黄芩五分 水煎服 一方四物湯加炙干姜

九十二問曰產後寒熱此瘧非其瘧何以別之曰似瘧者寒不凜凜熱不蒸蒸發作無時而不太甚者此止氣虛而無邪者也真瘧

者寒則湯火不能止熱則水氷不能解發作有時煩苦悶頓此正氣虛而邪氣杈搏也

八月初四五六都一小產四五日間一日發瘧疾先寒後熱發時兩腰上兩边痛膝疼無汗用此方止之驗効故騰人參朮五分白朮一钱炙草六分白茯一钱陳皮三分半夏五分歸身一钱五分何首烏五分烏梅二丁知母五分川貝五分淮牛膝一钱酒水各一中臨發日空心溫服

九十三問曰產後瘧疾者何曰產後氣血俱虛榮衛不固脾胃或傷或外感風寒或內傷飲食皆能成瘧疾也又有產前病瘧產後未愈者產後之候最難調理只以補虛扶正為主正氣勝則邪氣退不可輕用截藥重虛正氣為害大甚增損柴胡四物湯主之

柴胡 人參 半夏 炙甘草 歸身 川芎 干葛 桂心 姜 棗 水煎服 久瘧不止加鱉寅黃芪醋炙各一錢

九十四問曰產後渴者何曰胃者水谷之海津液之腑也產後去血過多津液內耗胃氣暴虛頻生內熱故口燥咽乾而渴加味人參麥冬湯主之

人參 麥冬 生地 天花粉 炙草各二錢 竹葉十片 粳米一合 水二中煎至一中去米及葉入藥加姜棗煎至七分溫服

九十五問曰產後汗出不止者何曰血為榮行乎脉中氣為衛行乎脉外相須而為守者也產後出血過多榮血不足衛氣失守不能斂皮毛密腠理故汗泄而易出也宜急止之恐風寒乘虛而入也風寒襲即变痓生矣麻黄根湯主之

歸身 黃芪 麻黄根 人參 炙草各一錢 牡蠣煅二錢末 水二中半先入浮小麥一合煎至一中半去麥入藥煎至七分去查調牡蠣末主之

[illegible]米主之

半夏入半升一合煎至一中半去渣入蜜煎至七分去渣温服

[illegible]

如眩暈汗出者，此是胃虛汗出，急用黃芪蜜炙 人参 炙甘草各二钱 附子泡去皮脐一钱 白术 水煎，擺開口灌之。此亦危症，多不救。

九十六

問曰：如汗出不止，風邪乘之，忽然悶倒，口眼喎斜，手足挛曲，身如角弓反張者，此痉症也，急用 桂枝 白芍 黃芪 歸身各二钱 炮附五分 水二中煎至一中，斡開口灌之。此亦危症，不治者多。

九十七

問曰：産後中風者何？曰：風者善行而数变也，邪之所勝，其氣必虛。産後正氣暴虛，百節開張，風邪易入，調理失宜，風即中之，不省人事，口眼蠕動，手足挛曲，身如角弓，此風邪外中者也，愈風湯主之。

羌活 防風 當歸 川芎 白芍酒洗 桂心 黃芪 天麻 秦艽各一钱 姜 枣 水煎热服

九十八

問曰：諸風振掉，皆屬肝木，以肝為血海，胞之主也。産後去血過多，肝氣果虛，內則不能養神，外則不能养筋，以致神昏氣少，汗出膚冷，眩暈卒倒，手足瘈瘲，此肝虛生風，自內生者也，用當歸建中湯主之。此方見前腹痛条下。加黃芪 人参一钱 炮附五分 姜枣煎服，不用飴糖。

如痰迷心竅，神識不清，恍惚昏眩者，用白虎寿星丸，人参湯送下。

九十九

問曰：産後傷寒者何？曰：産後氣血俱虛，榮衛不守，起居失節，調養失宜，傷于風則衛受之，傷于寒則榮受之，此傷寒之症所

由起也只以補虛為主餘症以末治之宜用五物湯

人參　歸身　川芎　白芍酒炒　炙草等分　姜葱煎

有汗曰傷風加桂枝　防風　无汗曰傷寒加麻黄　念意將麻黄不用而用羌活為當　蘇葉　寒熱往来　加柴胡　頭痛加藁本　細辛　遍身痛加蒼朮　羌活　但熱不惡寒加柴胡　干姜　發熱而渴加知母　麦冬　竹葉

一伯問曰産後霍亂者何曰脾胃者氣血之本也産後血去氣損脾胃亦虛風冷易来少失調理即有霍亂之症心腹疼痛手足逆冷吐瀉并作加味理中湯主之　人參　白朮　炙草　炒干姜　陳皮　霍香　厚朴等分　加煨生姜水煎温服

一百一問曰産後泄瀉者何曰産後中氣虛損寒氣易侵若失調理外感風寒內傷飲食生冷致腸胃疼痛泄瀉不止理中湯主之

如瀉不止加肉蔻麵煨糊丸米飲下

一方用治中湯加砂仁水煎服之

加味理中湯去藿香厚朴　加青皮　名治中湯

一百二問曰産後痢疾者何曰湿多成五瀉暴注下迫皆屬于熱赤白痢疾者乃湿熱所為也故赤者屬熱自小腸而来白者屬湿自大腸而来俗云赤痢為熱白痢為寒者非也无積不成痢蓋由姙婦平日不肯忌口傷于飲食停滞于中致中氣虛損不能消化宿積發動而為痢也亦有産母于下之時謂其腹

中空虛縱食雞蛋或食雞可以補虛殊不知飲食自倍腸胃乃傷況產後腸胃甚虛難以消化停滯而成痢也臨痛之時務宜詳審斟酌以施治之庶不夭人天年如果新產之時飲食過傷者其症腸中脹痛裡急窘迫身热口渴六脉如实宜下之加味小承氣湯主之

只实　厚朴各二錢　大黄酒炒二錢五分　兵郎一錢五分　炙草一錢　姜煎温服以便快為度中病即止後服四君子湯加陳皮和之

如新產之後未有所傷其症與脉与上下仝者此宿食為痛也只消導而去之只实湯主之　只实制二錢　厚朴製二錢兵郎製二錢五分　炙草　木香一錢　姜水煎以快為度後亦服四物君子湯加陳皮和之

如元新舊食積下痢赤白腹痛窘迫脉沉数者此虛痢也以行氣和血為主當歸芍藥湯主之　归身　白芍　人参　白茯各一錢　炙草　木香各五分　只壳炒七分　干姜炒黑三分　陳皮　烏梅一个　水煎食前服

如久痢不止者此氣虛血少腸滑不禁也四君子湯加白芍粟壳　烏梅　大枣水煎服

又有悪露不下以致敗血滲入大腸而痢鮮血者其症腸腹中刺痛裡不急後不重者是也宜用只壳炒一錢五分　荆芥

穗略炒二錢　水煎服之神効

一百三　問曰產後大便秘澁不通者何曰人身之中腐化糟粕運行腸胃者氣也滋養津液灌溉溝瀆者血也產後氣虛而不運故糟粕壅滯而不行血虛而不潤故溝瀆乾澁而不流大便不通者乃虛秘也不可誤用下劑反加秘澁宜潤燥湯主之

人參五分　歸身一錢　生地　只殼各一錢　火麻子去殼　桃仁去皮尖各二錢　生甘草五分　檳郎五分磨汁

水中半煎至一中入桃仁泥再煎至七分去渣入檳郎汁食前溫服更用真蘇麻真蘇子火麻各三合共搗碎以水二盞布濾取汁又以水濾爲度却用此汁和粳米煮粥食之甚妙老人虛秘尤宜常用

一百四　問曰產後小便不通或短少者何曰膀胱者州都之官津液藏焉氣化則能出矣產後氣虛不能運化精微流通津液故使小便不通雖通亦短少也勿作淋秘輕用滲利之藥其氣亦虛其痛亦甚宜加味四君子湯主之　人參　白术　茯苓　甘草炙　麦冬　車前各一錢　桂心五分　姜三片　水煎食前溫服

又有惡露不來敗血停滯閉塞水竇小便不通小腹脹滿刺痛乍寒乍熱煩悶不安加味五苓散主之

猪苓　澤瀉　白术　白茯　桂各一錢　桃仁　紅花各

二錢　水煎食前服

一百五 問曰產後淋者何曰此亦血出陰虛生内熱症也蓋腎為至陰主行水道產後出血太多虛陰虧損水不勝火火更盛故生内熱小便淋而澁痛也加味導赤散主之

生地　赤芍　木通　甘草梢　黄柏　知母　桂心各一錢　灯心四十九節　水煎調益元散服

一百六 問曰前言小便不通後言淋秘此二症何别曰不通者屬氣虛而不通淋秘者乃内熱而澁痛以此别之

一百七 問曰產後尿血者何曰小腹痛者乃敗血流入膀胱也小腸不痛但尿時澁痛者乃内熱也并用小薊湯

小薊根　生地　赤芍　木通　蒲黄　甘草梢　淡竹葉各一錢　滑石末二錢　灯心四十九節　水煎空心温服

敗尾加帰尾　紅花各一錢　内熱加黄芩　麦冬各一錢

一百八 問曰產後小便數及遺尿不禁者何曰下焦如漬所以主瀦洩也產後氣虛脫清瀆決裂瀦蓄不固水泉不止故數而遺下也蓋下者舉之脫者澁之宜用升陽調元散合桑螵散主之

人參　黄芪蜜炙　升麻　益智去殼各一錢五分　姜棗煎調螵硝散食前服　真桑螵硝　白龙骨炒　牡蛎煆等分為末每服三錢入前藥内調服

又有取生穩婆用手誤傷損胞破者以致小便不禁宜參朮散

主之　人参二錢五分　白术二錢　桃仁去皮尖　陳皮
茯苓各一錢　黄芪炙一錢半　炙草五分　用猪腰或羊
腰一个洗净水二中入腰煎、至一中去腰入藥煎至七分
食前服并腰服之尤佳

一百九

問曰産後咳逆者何曰咳逆者氣從胃中出上冲賁門吃感而作声也有胃氣虚寒者有中氣不足冲任之火直犯清道而上者有飲食過多水停而逆者有大小便不通下焦秘其氣上逆者有胃絶者産後咳逆乃胃虚氣寒症也加味理中湯主之

人参　白术　炙草　半草　陳皮各一錢　丁香五分
干柿蒂二錢　水煎食前服　有熱去丁香加竹茹一錢
一方寒用干姜陳皮　熱用竹茹陳皮
如産後虚羸太甚飲食有咳逆者乃胃氣絶也不治

一百十

問曰産後浮腫者何曰新産後敗血不盡乘虚流入經絡與氣相雜凝不行腐化為水故令四肢浮腫乍寒乍熱勿作水氣施治而輕用滲利之劑但服調經之藥使氣流行其腫自消調經湯主之　當歸　赤芍　丹皮　桂心　赤茯　炙草
陳皮各一錢　細辛　干姜炒五分　姜水煎
又有腠理不密調理失宜外受風濕面目虚浮四肢腫加味五皮湯主之　桑白皮　陳皮　姜皮　腹皮　苓皮　漢防已
猪苓　只壳炒　炙草等分　姜三片水煎服

一百十一 問曰產後惡露不止者何曰產後沖任傷損氣血虛憊旧血未
盡新血未歛相併而下日久不止漸成虛勞當大補氣血使
旧血得行新血得生不可輕用固澁之剤使敗血凝聚变為
癥瘕反為終身之害十全大補湯主之
如小腹刺痛者四物湯加玄胡索 蒲黄炒 干姜主之

一百十二 問曰產後惡露不下者何曰此有二症治各不仝或有子宮素
冷停滞不行者黑神散主之此必小腹脹滿刺痛無時也或
因脾胃素弱中氣本虛敗血亦少氣乏亦阻不能尽下其症
乍痛乍止痛亦不甚加味八物湯主之 人參 白朮 白
茯 炙草 帰身 川芎 赤芍 热地 玄胡 香附
姜枣水煎食前服 黑神散方見前八十四条下。

一百十三 問曰產後暴崩者何曰產後沖任已傷氣血未復或恣情慾勞
動胞脉或嗜辛热鼓動相火或因悪露未盡固澁太速以致
停留一旦復行須要詳審先用四物倍芎歸再入人參作大
剤服之以扶其症然後随其所傷加减調之
因于房劳本方加黄芪 炙草 阿膠 艾葉
因于辛热本方加白茯 白朮 甘草 黄連
因于劫滞本方加香附 桃仁
崩久不止只用本方調十灰散服之
盖崩本非輕病產後得之是謂重虛尤不可忽

一百十四 問曰產後血塊不散已成血瘕者何曰此血露不盡之故也蓋因新產之時惡露不來或來不盡產婦畏藥雖有苦痛强忍不言或至人與医聖執產婦補虛之說不可輕用去血之藥以致敗血停留久而不散結聚成塊依附子宮妨礙月水阻絕生息夭其天年欲治此者必用丸藥以漸磨消非湯散旬日之力也消塊丸主之

破故帋炒一兩半另研 桂心 熟地焙取末 山藥焙取末 歸身 川芎 九肋鱉甲去肋醋炙二兩 三稜醋煮 莪朮醋煮煨 桃仁去皮尖另研

蜜丸梧子大每服五十丸空心食前服煎白朮陳皮湯送下

一百十五 問曰子宮脫出者何曰其人素虛產時用力努責太過以致脫出日久不能消収補中益元氣湯主之外用洗法

荊芥穗 藿香葉 樗根等分剉焙 水煎 先時洗之子宮即入

一云五棓子荊芥只壳煎湯洗之即愈 知子服不収用全蝎為末口噙末鼻中吹之立効 陳家一婦子宮脫出八九载用補中益氣湯外用前洗不收後用香油脫上

一百十六 問曰玉户不斂者何曰婦人初產体質纖柔胞户窄小子出不快乃致斥裂浸潰爛日久不斂宜內服十全大補湯外用藥敷

白芨 白龙骨 阿子肉 煠鲜壳 黃栢炒等分 為細末先用野紫蘇煎湯洗拭乾後以末敷之

無乳

一百十七 問曰產後乳汁不通者何曰初產之婦乳房初長乳汁未行產

多之後其婦氣血虛弱乳汁短少並用加味四物湯主之
歸身　人參　川芎　赤芍　生地　桔梗　甘草　麦冬
白芷各一錢　酒水各匀半煎
一方用瓜蒌子去壳炒乾令香熟為末酒調一匙合面卧少時
又方　川山甲　麦冬　天花粉三錢　木通一錢五分　人
參　當歸一錢　柴胡　干姜五分　酒煎服神効
如因乳汁不行身体壮热胸膈脹满面眩目昏者加木通滑石
末　水煎食後服更煮猪蹄湯食之則乳汁自行　取猪猪
前蹄一对洗凈以水煮熟再入葱調和食蹄飲汁
秘傳經驗方
猪陰莖一　枯猪蹄四　酒煮食乳汁来湧泉千金勿泄

一百十八　如初生婦女其孩或不育乳汁不消以帛繫之其乳不来下次
再生却無乳者此因先次阻滞凝聚未散結寒乳竇汁不行
必用開結利竅之剤與肥胖人軀脂迫塞同治之宜加味二陳湯
陳皮去白二錢　半夏制一錢　甘草五分　桔梗五分
白茯一錢　連喬七分　川芎五分　姜水煎調六一散一錢食後服

一百十九　如婦人素有乳一旦忽然閉竅乳汁少通此有二症必須詳論
人參　白术五分　白茯　歸身　川芎　赤芍　陳皮七
分　生地一錢　麦冬一錢　炙草五分　桔更七分　枣
水煎更煮猪猪蹄以助藥力

又方　川歸　川芎　通草　川山甲　王不留行

如因惱怒悲憂思後乳汁不行者此氣滯血滯乳竇閉塞宜用

加加味湧泉散　歸身尾　川芎七分　桔更五分　麦冬一

錢　王不留行一錢　瞿麦穗七分　川山甲炒研末另一

錢　右將六味逆取長河流水煎去查調川山甲末食後服

頻以手揉乳房更宜觧情恐發乳癰則又傷命矣　通脫木

冬葵子亦効

一百二十　固精種子屢驗奇方

滛羊藿一斤羊脂炒　北仙茅四兩　鹿茸二兩酥炙　盡

剉細裝入絹袋用好酒二十壺懸藥于酒坛中重湯煮三炷

香取出埋土中三日取起晒用酒用盡再用查晒干研極細

煉蜜為丸菉豆大每日早酒吞六十丸服半月後精固不泄

如欲泄食紅枣二枚即泄

附方　温經湯　治婦人經行之時連服三劑即有孕

陳皮　半下　生地各一錢　歸身尾二錢　川芎　白芷

秦艽　紅花八分　烏藥　青皮六分　木通二分　香附

一錢五分　姜三片水煎服

一百二十一　護養小兒法

屄孺初生一塊血肉神識未開血氣未足如草之茅貴善調護

慎擇乳母德性純篤食不甚肥衣不襦袴姑息太過元氣反

枯病必擇医藥无犯毒保全遺孤得人之助

養子須知調護看承不可縱馳乳食過飽即傷脾衣被厚多何

益切戒頻　洗浴休令物見稀奇无風見日順天時驟雨裂

風須避

一百二十二　產後乳汁不通用通草七分　瞿麦　柴胡　天花粉各一錢

桔梗二錢　青皮　白芷　木通　赤芍　連喬　甘草各

五分作一貼水煎食後細飲之更摩乳房或無子食乳者要

消乳用麦蘖炒二兩分作四次白湯調下

一百二十三　產後泄瀉利用陳皮　白朮　茯苓　川芎　芍藥酒炒　黄

芩　滑石　炙草　水煎服一方无甘草有姜下　按用二物皆不可無

一百二十四 落胎小產或產後血行不止產母昏沉者 丹參一味用一二兩煎湯服之血稍止人即甦忌食醋

内府傳授胎前産後女科選録目録卷之一

余獲此書，加以看治之，不可用他書法，恐有不對症。寒熱虚實用藥不同。切記。

內府傳授胎前產後女科遺錄目錄卷之一

脈法 一
月水或前或後脈 二
辨男女脈 三
調經 四
經閉 五
崩漏 六
赤白帶 七
胎前總論 八
病氣生成論 九
月經前期論 十
月經後論 十一
月經或前或後論 十二
逆產發熱論 十三
閉經發熱論 十四
行經腹痛 十五
月經來不止 十六
經來如黃泥水 十七
經水如銅綠水 十八
經來全白色 十九
經來成塊如葱白色 二十
經來臭如夏月之腐 二十一
經來如魚腦 二十二
經來如牛膜片 二十三
經來下如肉胞 二十四
經來小便疼如刀割 二十五
經來吊陰痛不可忍 二十六
經來未盡潮熱氣痛 二十七
經來盡作痛 二十八
經來脇氣痛 二十九
經來小腹有塊痛 三十
經來遍身疼痛 三十一
臨經溏瀉 三十二
月經逆行疼痛 三十三
經從口鼻中出 三十四
每月二三次經來 三十五
經來狂言如見鬼神 三十六
經來常實腹脹 三十七
經來飲食後即吐 三十八

[illegible] [illegible] 症。寒熱虛實。藥不同者宜。

内府傳授胎前產後女科選錄目錄卷之二

胎前腹痛 二十五
胎前中風 三十三
胎前遍身發黃 二十一
胎前浮腫 十九
胎前大便燥急 十七
胎前小便不通 十五
胎前白帶 十三
胎前漏紅 十一
胎前跌仆 九
胎前氣喘不得臥 七

胎前頭痛 二十六
胎前左癱右瘓 二十四
胎前麻痛 二十二
胎前腰腳腫 二十
胎前驚恐 十八
胎前大便不通 十六
胎前咳嗽[illegible]動紅 十四
胎前赤帶 十二
胎前泄瀉 十
胎前咳嗽 八

胎前寒熱 五
胎前惡阻 三
辨男女脈法 一

方
傳授胎前產後女科選
從來過期經閉 四十九
女子過經閉白帶 四十七
從來小便白淋 四十五
從來常從後數 四十三
從前從後腹痛有孕 四十一
從來遍身浮腫 三十九

胎前[illegible]兒攻心 六
胎前潮熱氣痛 四
辨胎孕各 二
選錄目錄卷之二
血山崩 四十八
從來潮熱白日不思飲食 四十六
從阻腹大如鼓 四十四
從來大小便與紅痛 四十二
從來泄瀉 四十

内府傳授胎前產後女科選録目録卷之三

延陵李子千重録

内府傳授胎前産後女科方脉主意卷之一

祁南貴溪胡仕素　程士捷　同看此書

脉法　一

右手寸脉洪主胸中之热氣関脉洪主脾胃中之热氣尺脉洪主不孤左三指脉一般大主姙有思在内尺脉小如線髮主作脹女人血常病

月水或前或後脉　二

右手寸脉洪主上焦热咳嗽有痰身發潮热関脉洪主熱氣作痛尺脉洪主姙尺脉小主子宫冷

两手六脉一般洪緩而清利主壽高六脉俱小如線大主脾胃病弱不能飲食腰痛頭痛頭暈血敗两手六脉俱洪大浮弦主有風氣女人如此併産後與男子同男子左手宜洪右手宜弱主大利女人右手宜洪左手宜弱主大利

辨男女脉　三

左手實大是男胎右手弦洪女姙来两尺細大分男女命門滑実主怪胎

調經　四

遡前為熱退後為虚血滯宜破血枯宜補常時經前作痛為積血經後作痛為血虚常時作热為血虚有積經热為血虚有热

主意　婦人坤道血為基氣血調和体最宜血盛氣衰應可

主意　婦人中道[illegible]

[illegible]

左手實大是男胎右手[illegible]

辨男女脈　三

[illegible]女人右手[illegible]

[illegible]男子左手[illegible]

[illegible]不能飲食[illegible]

兩手六脈一般[illegible]主壽高六脈俱小[illegible]大主脾胃

[illegible]

程士[illegible]書

治血衰氣旺漸乖違血热先期風热紫寒痰黄痰湿違期作痛行經氣血滯行過作痛氣血虛經欲調和須四物湿痰只术二陳推脉数黄芩荊芥穗氣虛力弱人参芪沉遲氣滯檳榔附作痛满悶入青皮虛热逍遥補心類調理經血自如期

經閉　五

夫經閉不通者或墮胎及多產傷血或久患潮熱傷血或又發盗汗耗血或脾胃不和食少而不生血或痢疾腸風失血或七情傷心氣停欝結故血閉而不行也治宜生血補血調血

主意　經凝氣滯不流通故閉将來紫淡紅病後汗多思損血或因湿热冷蕉風氣欝沉微当利氣紫寒血積又疎通四物檳榔附莪术桃仁牛膝桂寅虫弦濡氣虛分白术黄芪鞭草牡丹芎其間胃火乾枯涸酒佐将軍大有功

崩漏　六

皆由劳傷血氣損任衝二脉氣血俱虛不能約制其經血故忽暴下者或漸成淋瀝症者蓋婦人皆由心事不足或人事少人盡貴先曉後貧皆心火上炎治當勸諭而行鎮壓心火之藥

主意　崩漏皆由氣血傷脉來弦大細而長東垣下陷不言热學者須知要商量每論虛湿热閒陽搏陰弱病之詳脉弦而数當清热荊芥黄芩永脉良百草霜研宗四物痛入延胡炒黑姜脉濡氣虛加白术續斷附芪功効強久崩下陷宜升奉養血

調脾瀉二陽

赤白帶七

赤屬血白屬氣湿热為病漏與帶俱是胃中痰積下流滲入膀胱稠粘者是又有如白湯者名曰白濁主燥湿為先法當升之甚者吐法以提其氣宜斷厚味

主意 白帶根因湿热多赤白衛不調和来腰膝皆痰併疼痛漏下時多骨体枯脉来弦緩傷乎風炒姜散服絶其痾伏龍肝散多靈驗脉數標根効更多伏龍肝即灶心土研末細每服一錢水調下

胎前総論八

胎育之肇必在婦人氣血和平而始有妊其中男女又在經水將斷未斷之際一日二日之間血海空虚此時交感精勝其血血不勝精精為之主而男形成若三日已後陰血已盛此時交姤精不勝血、為之主而女形備是以古哲云三十時中兩日半二十八九君須筭落紅將盡是佳期經水過期空霍亂旣成胎後必在養攝有方絶去嗜慾安養胎元毋得貪淫縱色觸動胎姙以致半產墮落所食五味必不温良不可大過恣食辛热及煎煿之物蓋情慾動中胎元便热辛辣入口胎氣便燥以致血氣失常遂使胎元不安小産之患作矣治法在乎逐月詳其所司之經氣血虚实而療如初月乃是足厥陰肝経二月屬足

少陽胆三月屬手少陰心四月屬手少陽三焦五月是足太陰脾六月是足陽明胃七月是手太陰肺八月是手陽明大腸九月屬足少陰腎十月屬足太陽膀胱逐月詳其所屬之經氣血虛實而用是經之藥虛則補之壅則瀉之熱則凉之寒則温之不可汗下及利小便蓋胎元必賴血氣所養若汗則亡陽傷氣若下則亡陽傷血若利小便則傷津液是三者皆在所忌不可犯也學者宜致思焉

形氣生成篇九

夫人生稟天地之陰陽假父母之精血交感凝結以為胞胎也故一月孕有由露之称二月胚有桃花之譬三月先生右臂則為男陰包陽也先生左臂則為女陽包陰也其次腎生脾、生肝、生肺、生心以生其已者腎屬水故五臟由是為陰其次心生小腸小腸生大腸大腸生膽、生胃、生膀胱膀胱生三焦以生其勝已者小腸屬火六腑由是為陽其次三焦生八脉八脉生十二経十二経生十二絡十二絡生一百八十糸絡糸絡生一百六十纏絡纏絡生三萬四千孫絡孫絡生三百六十五骨節骨節生三百六十五大穴大穴生八萬四千毛竅則耳目口鼻四肢百骸皆備矣所謂四月形像具五月筋骨成六月毛髮生也至七月遊魂而能動左手八月遊魂而能動右手九月三轉身十月滿足母子分解其中有延月生者必生貴子不

足日月生者主質薄之人涎生後有変蒸之熱長精神壯骨髓生意智三十二日一変蒸生腎氣為六十四日二変生膀胱之氣為腎與膀胱屬水其數一也九十六日三変蒸生心氣為一百二十八日四変蒸生小腸之氣為心與小腸屬火其數二也一百六十日五変蒸生肝氣為一百九十二日六変蒸生胆氣為肝與肝胆屬木其數三也二百二十四日七変蒸生肺氣為二百五十六日八変蒸生大腸之氣為肺與大腸屬金其數四也二百八十八日九変蒸生脾氣為三百二十日十変蒸生胃氣為胃與脾屬土其數五也変蒸已畢齒生髮長神智有異于前故曰齒者骨之餘也髮者血之餘也爪者筋之餘也神者氣之餘也

月經前期論十

其症血來如豬肝水五心作熱腰疼小腹痛面色痿黃不思飲食乃血氣皆虛先用黃芩散其五心煩熱後用調經丸次月血勝疾去而愈

黃芩散　川芎　当歸　白芍　蒼朮　甘草　天花粉　黃芩　知母　水一中煎七分不拘時服

調經丸　三稜　莪朮　川芎　当歸　白芍　小茴　生地　熟地　八角茴　白茯　砂

仁 烏藥 香附 延胡索各二兩 共末早米糊
丸如梧桐子大不拘時服下四五十丸

月經後論十一

其經來如屋漏水頭昏目暗小腹作痛更兼白筝咽中臭如魚腥惡心吐逆先用理經四物湯次服內補当歸丸每日空心服之

理經四物湯

川芎 川歸 白芍 生地 黄芩 白朮 柴胡 香附各一錢 三稜 延胡索 水一中煎六分臨卧服渣復并用

內補當歸丸

續斷 阿膠炒 甘草 川芎 干姜 白芷 白芍 熟地 蒲黄 厚朴 吴茱萸 香附子 肉蓯蓉 茯苓各一兩 共末煉蜜丸梧桐子大空心酒下八十丸

月經或前或後論十二

其症因脾土不勝不思飲食由此血衰月水往後次月飲食多進月水又往前期用藥不須調經只宜理脾土月血均氣順月水自然應期当服紫金丸

紫金丸

青皮 陳皮 良姜 蒼朮 吴郎 枳殼

砂仁　紅花　香附　烏藥　三稜　莪朮各二兩　共末早米糊丸梧桐子大食後米湯下百丸

血虛發熱論十三

蓋因婦人性急或因經行房事觸傷腹中結塊如雞子大或左或右動月水不行變成五心煩熱惡心發熱頭昏目暗咳嗽生痰先用逍遙散止其寒熱惡心須用紫金丸紫菀湯止其嗽若半年一年失醫肉瘦泄瀉百死無生

逍遙散　白朮　川歸　柴胡　白芍　黃芩　地骨皮　天花粉　龍膽草　薄荷　白蓮子　水煎溫服

紫菀湯　桑白皮蜜炙　五味子　川貝　阿膠炒　杏仁　知母　冬花　紫菀　桔梗　蘇子　陳皮　右水煎臨臥服

閉經發熱十四

其症因行經時及產後過飲食生冷水菓品物蓋血見水即滯故也初起一二月生寒作熱五心煩燥口苦舌乾面赤青黃易治先用逍遙散退其寒熱後用紫金丸每日進之漸納谷氣脾上一勝自然經血流通萬無一失若半年一年不治変作骨蒸至午而發熱肌肉消瘦泄瀉不止百無生若患家懇醫始前治之倘病人三更棄世急用鴿片三重調牛草而服即好起死回

金毛狗脊散　金毛狗　續斷　阿膠　地榆

黄芩　川芎　川歸　白芍　熟地　白芷　右

水煎空心服

○經來如黄泥水十七　淡若黄漿心腹嘈雜脾胃濕熱

此症大虛，用藥不可凉劑，宜用加味四物湯，以煖其經，以和其

血，次月血勝而愈。

加味四物湯　川芎　川歸　白芍　熟地

肉桂　干姜　吳茱萸　大附子　黄芪　香附

阿膠　右水一中姜三片枣三枚煎七分空心服

經水如銅綠水十八　今見有下如清泉者亦屢屢

生之法也

行經腹痛 十五

經來一半餘血未尽腹中作痛变發潮热或血热當用紅花当歸散破去餘血潮止痛安

紅花当歸散

紅花　牛膝　赤芍　川歸
川芎　三稜　莪朮　芫花　蘇木　只壳

右水煎溫服

月經來不止 十六

十日半月不止乃血妄流行当審其婦曾吃椒姜热物过度是為热症可用金毛散即安

此症全身紅色乃大虛大冷不可用凉劑宜烏鷄丸服之半月非惟病愈且因有娠

烏鷄丸　天雄　附子　鹿茸　山藥　蓯蓉　肉桂　蒲黄　川芎　川帰　熟地　山萸肉　白芍各一两　烏賊肉三两　右共末用米糊丸空心酒下一百丸

○經來全白色　十九　肥人真稍有痰

此症全無血色五心煩热小便作痛面色青黄乃氣血虛也不可用凉藥宜服烏鷄丸半月次月有功立効

經來成塊如葱白色　二十

又如死猪黑色頭昏目暗口唇麻木此虛症也不可用凉藥宜急用内補当帰丸次經匀

内補当歸丸　方

○經來臭如夏月之腐　二十一

此乃血弱更兼热物譬如清渠水乾天氣無雨久則臭也身衰旧血少新血不接則亦臭而如六月之腐宜用龍骨丸

龍骨丸　桑螵蛸　牡蛎　川帰　川芎　白芍　龍骨　生地　白茯　黄芩　右共為丸空心酒下一百丸

○經來如魚髓　二十二　如豆汁右絡中風熱

每月經來双脚疼痛不能動乃下元虚冷更兼風邪所致宜行
血行氣用甦風止痛散

甦風止痛散　天麻　姜蚕　烏藥　牛膝

獨活　川芎　川歸　石南藤　乳香　骨碎補

紫荊皮　生姜　葱二根生酒煎空心服渣并

〇經來如牛膜片 二十三

經來不止、兼下牛膜色、一樣色、昏迷倒地、其症乃、血氣結聚変
成此症、虽驚人無事、宜用硃雄丸立安、

硃雄丸

硃砂　雄黄各一錢　白茯二両　共為末水為丸姜下

下五十九

〇經來下肉胞 二十四

經來不止、忽然下肉胞三五個、如鷄子如絮、用刀割開内似石
榴子、其婦人昏迷不知人事、症虽驚人、亦不妨、宜十全大補湯
三五劑立効

十全大補湯　川芎　川歸　白芍　熟地

人參　白术　白茯　黄芪　甘草　肉桂

水一鍾姜三片枣二个煎至七分空心服

經來小便如刀割疼痛 二十五

此乃血門閉水道亻皆用八珍散服之不驗急用牛膝湯一帖有功

仁　烏藥　香附　延胡索各二兩　共末早米糊
丸如梧桐子大不拘時服下四五十丸

月經後論十一

其經來如屋漏水頭昏目暗小腹作痛更蕪白苧咽中臭如魚
腥惡心吐逆先用理經四物湯次服內補当歸丸每日空心服
之

理經四物湯

川芎　川歸　白芍　生地
黃芩　白朮　柴胡　香附各一錢　三稜
延胡索　水一中煎六分臨卧服渣復并用

內補當歸丸

續斷　阿膠炒　甘草　川芎　干姜　白芷
白芍　熟地　蒲黃　厚朴　吳茱萸　香附子
肉蓯蓉　茯苓各一兩　共末煉蜜丸梧桐子大空心酒
下八十丸

月經或前或後論十二

其症因脾土不勝不思飲食由此血衰月水往後次月飲食多
進月水又往前期用藥不須調經只宜理脾土月血均氣順月
水自然應期当服紫金丸

紫金丸

青皮　陳皮　良姜　蒼朮　兵郎　枳壳

牛膝湯　土牛膝三両　射香一分　乳香一錢

右水一鐘半煎牛膝至一中臨服磨碎乳射入内空心服并渣

經來吊陰痛不可忍　二十六

此症有筋両條從陰吊至乳上疼痛身上發熱宜用練湯二劑發汗愈

川楝湯　猪苓　澤瀉　白术　大茴　小茴

川楝子　木香　麻黄　烏薬　檳郎　玄胡索

乳香　右水一鐘姜三片葱一根水煎七分要發汗

○經来未盡潮熱氣痛（傷食生冷）　二十七

經来一半、不覺口渴小腹疼痛、遍身潮熱、頭痛、此因傷食生冷故血滞不行、有餘之血在内、不可用補劑、只宜（忌）涼薬、若痛用莪术散食去經盡痛止潮安、

莪术散　三稜　莪术　紅花　牛膝　蘇木

水一鐘煎至七分空心服渣并

經来盡作痛　二十八

手足麻痺此症血氣以衰腹中虚冷宜四物湯姜三片枣二枚煎

經来脇痛　二十九

經来脇内一塊如杯其血淡黒色宜治塊為先用四物延胡湯酒煎大効

四物延胡湯　延胡索四両　沉香五錢　加四

物酒煎或末酒下

經来小腹有塊痛 三十

經来小腹結成一塊如皂角一条横過疼痛不可忍不思飲食面青黄急服延胡散半月其塊自消

延胡散

延胡索四両 頭髮燒灰二錢 酒調下

經來遍身疼痛 三十一

經來二三日遍身疼痛乃傷寒邪入骨或热或不热宜觧表用烏藥順氣散發汗而安

烏藥順氣散

烏藥 一 姜蚕 白芷 川芎 干姜 陳皮

甘草 麻黄 枳壳 姜三片葱一根煎服

觸經傷寒 三十二

經來或熱作渴好飲生冷遍身潮热痰氣緊滿惡寒四肢厥冷乃觸經傷寒急救五積散立安

五積散 厚朴 陳皮 吉更 苍术 川芎 白茯 白芷 川歸 香附 半夏 枳壳 干姜 肉桂 麻黄 白芍 甘草 生姜三片葱一根水一鍾煎七分熱服出汗

月經逆行症 三十三

經從口鼻中岀此因過食椒姜热物傷其血热則亂行急用犀角地黄湯數劑而瘳

犀角地黄湯　生地　白芍　牡丹皮　黄芩

犀角磨　橘紅　枳實　桔梗　甘草　百草霜

水煎空心服渣并

經從口鼻中岀咳嗽氣緊　三十四

經不往下而往上五心發热咳嗽氣緊宜推血下行當紅花散七劑次用冬花散止嗽下氣不消五七劑热去全安

紅花散　紅花　蘓木　一黄芩　天花粉水煎

空心服渣并

冬花散　粟壳蜜炙　桑白皮蜜炙　桔更

枳实　蘓子　款冬花　紫菀　石羔　知母

杏仁　水煎温服渣并

每月二三次經来　三十五

經來凡點而止過五日旬日又來幾点一月常行二三次面色青黄先宜膠艾湯一二劑後用紫金丸次月立安

膠艾湯　川芎　白芍　熟地　当歸　艾葉

阿膠　棗二枚煎空心服

經來狂言如見鬼神　三十六

經來或因家事怒氣觸阻逆血攻心不知人事狂言如見鬼先

山查子各一錢　細末姜湯下

經来遍身浮腫三十九

此因脾土不能尅化水变為腫或变泄也宜木香調胃散

木香　陳皮　甘草　三稜　莪朮　香附

紅豆　砂仁　蒼朮　木通　山查　姜皮

萆薢　車前子　大腹皮　空心服渣并

經來泄瀉四十

若經動之時五更泄瀉如乳兒屎此乃腎虚不必治脾用理中湯五七劑立安

理中湯　人參　白朮　五味子　干姜　甘草　姜三片水煎服

經前經後痢疾四十一

月水將臨傷食椒姜鷄热热毒攻五脏变作痢疾諸藥無効只用甘連湯二三劑如神

甘連湯　甘草　川連　二味水煎不拘時服渣并

經來大小便俱紅出四十二

此症名曰蹉經因食热物過多積久而成宜用分利五苓散解其热毒順其陰陽之理即安

分利五苓散　阿膠　猪苓　澤泄　白朮　赤茯　川歸　川芎　右水一鍾煎七分空心服渣并

經來常咳嗽 四十三

此症咽中血出乃肺燥金枯急用茯苓補心湯退其咳再用鷄蘇丸斷其根

茯苓補心湯　川芎　川歸　白芍　生地　人參　蘇葉　前胡　桑白皮　甘草　白茯　半夏　桔更　枳实　陳皮　乾葛　右姜三片水二鍾煎七分空心服渣并

鷄蘇丸

蘿蔔子一升　川貝四兩　為末蜜丸空心白湯下五十丸

經阻腹大如鼓 四十四

月水不來二三個月腹大如鼓人皆以為有娠一日不覺崩下血來其血胞有物如蝦蟆子昏迷不知人事如体勝者只救十全大補而愈如體弱形瘦者必死

○經來小便出白虫 四十五

經來血內有白虫如鷄腸滿肚疼痛此症只宜推虫大便來無事用追虫丸通虫大便出為妙后用建中湯補之

追虫丸　射香　續隨子　檳郎　牽牛　甘遂　芫花　大黄　右為末神麴糊丸每服一丸酒下

建中湯　黄芪　肉桂　白芍　甘草　細末白湯下

經來潮熱自日不思飲食 四十六

經來胃氣不開不思飲食此症開胃為先不須別藥只用鴉血

酒立安　将花鴨取血調酒飲之好

女子暗經閉　四十七

室女月水初出血海不識保養将衣服用冷水洗之氷了手足血見冷則凝不出血海面色青黄通身浮腫人多作水腫治之不効宜用通經丸通其血其腫自消

通經丸　蘇木二錢　三稜二錢　莪朮一錢　赤芍
川芎　川歸各二錢　山甲炒一錢　刘寄劉　芫花一錢
共為末早米糊丸酒下

血山崩　四十八

初起宜用十灰散大蝦若有不愈久崩者此虚也宜用鷄子湯
若小腹痛用加味四物湯除根

十灰湯　初起
阿膠　側栢葉　棕葉　綿絹　百草霜　胎髮　苧根　白
茅花根燒灰存性為末白湯下

鷄子湯
鷄　内有子蔥三根姜一两　共搗爛如泥麻油鍋内同炒去渣熱服

經來吐蛔虫　四十九

往來寒熱四肢厥冷大汗嘔吐蛔虫爽氣緊滿泄瀉百死無生
不至用藥

此乃内受熱毒。宜五苓散。去桂。二三剂而安。 赤茯 白术

猪苓 澤瀉 水煎温服

胎前寒熱 五

胎前發癰疾小腹作痛口燥咽乾乃受熱過多更傷生冷陰陽不分宜草菓飲立効

草菓飲

草果 青皮 柴胡 黄芩 甘草 右水煎空心服

胎前孩兒攻心 六

孩兒攻心不知人事此乃過食椒姜熱毒積在胎中勝如六月人盖絮被胎内受熱難過手足亂動攻上心胸母不得安也治用和中調氣散同勝紅丸通利二三次母子俱安

和中調氣散 大黄 兵榔 枳殻 石羔 知母 黄芩 黄栢 右水煎空心服

勝紅丸 江子十粒去油 百草霜一錢 右共末早米飯為丸每服用葱湯下七九

胎前氣緊不得卧 七

此因過食生冷兼有風寒中胃肺經生痰宜紫蘇安胎散

紫蘇安胎散 紫蘇 桔更 枳実 貝母 大腹皮 知母 当帰 五味 桑白皮 甘草 右水煎服

胎前咳嗽 八

此因母食生冷又食椒姜冲傷胎氣故胃火勝乃作此症宜用五虎湯嗽止人安

五虎湯　知母　桔更　石羔　枳実　五味子　甘草
杏仁　蘇子　麻黄　陳皮　右水煎温服

胎前衄血丸

凡胎前衄血常往口鼻中來此是母傷热物血热則亂行冲傷胎絡只用涼胎之法不可用四物湯宜服衄血丸有功

衄血丸　丹皮　黄芩　蒲黄　白芍　側栢葉　右共末早米糊為丸空心白湯下一百丸

胎前泄痢　十

二卷

此因母傷椒姜热毒入脾大腸火燥変成痢也初起一二日用甘連湯立安如泄日久孕婦形瘦精神短少者孩兒産下母子両亡不治也　此条當恭良方妊婦泄瀉妊婦下痢黄水卷之十五〇又當恭秘傳驗効女科痢疾四十一条下

甘連湯　甘草　黄連　右水煎服

念按妊婦痢疾初起裏急後重更詳此方朔虚実加减而用穩當

當歸　山查　枳殻　兵榔　厚朴　黄芩　黄連呉茱萸炒　澤泄
白芍　扁豆炒　白茯　水煎熟入木香水磨温服

胎前漏紅　十一

有妊紅來如行經應期每一月一至者此是漏也宜小烏金丸立効

小烏金丸　海金沙　姜蚕　防風　蒼术　百草霜

側栢葉炒　小茴　川歸　川芎　厚朴　共末早米糊為丸

白湯送下一百丸

胎前赤帶 十二

側栢丸

其赤帶來如鷄肛水日夜不止其婦精神甚倦急用側栢丸

側栢葉炒四兩　黄芩四兩五錢　右為末蜜丸白湯送下百丸

胎前白帶 十三

此乃胎氣虛先用白扁豆花炒酒服後用閉白丸

閉白丸　龍骨一兩　牡蛎一兩　海螵蛸一兩　赤石脂一兩　右早米糊丸酒下百丸

胎前咳嗽氣緊動紅 十四

此症日夜咳嗽不止其紅每應午未而來心热氣緊咳嗽人皆作痨症治之不効先用逍遥散退热後用紫菀湯止嗽而安

胎前小便不通 十五

此症名為轉胞多有医者用車前八症散不効宜八味丸空心服

八味丸　附子　山萸肉　澤泄　丹皮　熟地　山藥　肉桂　甘草　右共為細末蜜丸如梧桐子大空心白湯下五十丸

胎前大便不通 十六

此症大腸経热、腸氣閉塞、切不可用芒硝、此藥大能動胎、宜服大黄湯

大黃湯　大黃　枳殼　右水、煎、空心溫服、

胎前大便虛急 十七

胎前大便虛結此症痺土燥大腸經澁只宜潤脾通大腸不可用消黃只用一枳湯

一枳湯　枳实 二両　水一中煎服

胎前恍惚 十八

有孕常心中恍惚遍身煩熱乃婦人血衰身受妊不過而致宜硃砂湯

硃砂湯　猪心一个　水二中煮湯調硃砂一錢飲之効

胎前浮腫 十九

此乃氣血俱衰而致。切忌通泄之藥。恐傷胎也。宜大腹皮湯。

大腹皮湯　大腹皮　五加皮　青皮　陳皮　姜皮

水煎空心服

胎前陰門腫 二十

此乃胎氣不能運動而致。宜用安胎順氣散。

安胎順氣散　柯子　水一中煎七分服。温飲。

胎前遍身瘦懶 二十一

此症面色青黃更兼風邪飲食不思精神困倦形容憔悴日因血少不养胎元宜四物湯　当帰　川芎　芍藥　熟地 等分服

胎前脚痛　治方見前 二十二

此乃血气下元虚弱兼受風邪可用生血行氣之剂宜服烏藥順氣散

烏藥順氣散　烏藥　姜蚕　川芎　白朮　陳皮　甘草　麻黄　枳壳　干姜　生姜三片　葱一根水煎温服

胎前中風　二十三

此症牙関緊閉痰气壅滿不知人事因母食生冷兼在風中坐卧而致先用黄蠟膏搽上牙関方可進排風湯一二剂

黄蠟膏　枯礬一錢　黄蠟　麻油　右共溶化搽牙上

排風湯　防風　川芎　川歸　杏仁　甘草　茯苓　麻黄　白朮　羌活　白蘇皮　右棗一枚姜三片煎服

胎前左癱右瘓　二十四

此症手足不能動乃胃中有痰秘住氣血而致宜烏藥順氣散取汗大有功効　方見前

胎前腰痛　二十五

此乃血气蔭胎不能養腎故腎水枯以致腰痛不可忍宜猪腎丸

猪腎丸

枯猪腰一个　青塩二錢　入猪腰内用湿火帋包煨熟切片焙干為末蜜丸空心酒下五十丸

胎前頭痛　二十六

此乃風寒入腦。陽气衰也。當投芎芷湯。一二剂而安。原有頭

此因母食生冷又食椒姜冲傷胎氣故胃大勝乃作此症宜用五虎湯嗽止人安

五虎湯　知母　桔更　石羔　枳实　五味子　甘艸
杏仁　蘇子　麻黄　陳皮　右水煎温服

胎前衄血　九

凡胎前衄血常往口鼻中來此是母傷热物血热則亂行冲傷胎絡只用凉胎之法不可用四物湯宜服衄血丸有功

衄血丸　丹皮　黄芩　蒲黄　白芍　側栢葉　右共末早米糊為丸空心白湯下一百丸

胎前泄痢　十

此因母傷椒姜热毒入脾大腸大燥变成痢也初起一二日用甘連湯立安如泄日久孕婦形瘦精神短少者孩兒産下母子兩亡不治也　此条當恭良方姙婦泄瀉姙婦下痢黄水卷之十五〇又當恭秘傳驗効女科痢疾四十一条下

甘連湯　甘草　黄連　右水煎服

念按姙婦痢疾初起裏急後重更詳此方男虚实加減而用穩當

當歸　山查　枳壳　兵榔　厚朴　黄芩　黄連吳茱萸炒　澤泄
白芍　扁豆炒　白茯　水煎熟入木香水磨温服

胎前漏紅　十一

有姙紅來如行經應期每一月一至者此是漏也宜小烏金丸立効

小烏金丸　海金沙　姜蚕　防風　蒼术　百草霜

風着不効

芎芷湯　川芎　白芷　菊花　藁本　甘草　石羔

白芍　加姜三片如不効加細心

胎前泄瀉　此症有四治　二十七

春用胃苓湯　夏用六和湯　秋用藿香正气散

冬用理中湯

○○胎前心痛二十八　此胎氣不順宜順气拈散主之

手拈散　草果　延胡索　没藥　五灵脂　酒煎服

胎前昏迷　二十九

昏迷忽然倒地乃血去養胎母欠精神承孩兒不住目花頭暈

常昏倒地　此症無藥只宜飲食補法

胎前遍身瘙癢　三十

此症出風疹是皮中有風不可服藥宜用樟腦調燒酒遍身搽之

胎前陰門痒　三十一

有孕房事不節陽精留蓄而作痒宜川椒白芷散二剂更洗之

川椒白芷散　川椒五銭　白芷一両　右水煎服又洗

之按本草滙槐實根白皮及治婦人産門瘙痛濃煎汁先熏後洗

胎前乳腫　三十二

両乳腫痛生寒作热名為内吹用皂角散酒下立刻痛止

皂角散　皂角一条燒灰存性酒下立消

胎前咽痛 三十三

此乃傷寒攻上咽中胃有痰涎宜攻寒化痰為先用升麻桔梗湯

升麻桔更湯 防風 升麻 桔更 玄参 甘草

胎前消渴 三十四

此因血少三焦火勝而熱宜四物湯加生地川栢或六味地黄丸

胎前耳鳴 三十五

此乃腎虚宜猪腎丸空心酒下立安 方見前腰痛条下

胎前潮熱不退 三十六

此症潮熱不退腹中作痛孩兒十個月滿足潮熱無事若七八個月潮不退母子兩不能保難治

月胎有痰服罩胎散 三十七 川歸二錢 白芍 川芎各一錢 枳壳七分 砂仁 甘草各四分 水煎空心服

二月胎或頭暈嘔吐不思飲食等症服安胎和氣散三月胎同方 蒼朮 陳皮 厚朴 甘草 黄芩 桔更 藿香 砂仁 益智 藕葉 小茴各一錢 有瘧加青皮草菓各一錢不可用常山 咳加杏仁 五味各一錢 潮加柴胡二錢 黄芩一錢 氣喘加沉香三分 另磨入藥

四月胎或困倦氣急發熱宜活胎和氣散

蘇葉 厚朴 香附 蒼朮 陳皮 小茴各一錢 枳壳八分 砂仁五分 甘草五分 水煎服

五月胎有病宜服瘦胎飲
川歸二錢　白芍　益母草　香附　枳壳各一錢　白茯
小茴各一錢五分　砂仁　甘草各五分　益智八分　水煎服
七月胎宜知母補胎散　知母　蘄葉　枳壳　益母八
黄芩　活石　香附各一錢　甘草五分
八月胎宜和氣平胃散　澤瀉　黄連　白芍　柴胡
蒼术　厚朴　陳皮　甘草　豬苓
九月胎母不快苛症宜服保生如聖散
益母草　川歸　枳壳　砂仁　陳皮　白芍　益智　甘草
水煎服
十月胎宜服活水無憂散
川歸　白芍　貝母　蘄葉各一錢　川芎　枳壳　陳皮各
八分　甘草五分
八九十個月揔宜服安胎飲　方見前
東胎丸　治妊七八個月恐胎氣展大难産用此扶助母
氣　緊東兒胎
白术三兩　陳皮二兩　白茯七錢五分　條芩酒炒春秋
七錢五分夏一兩冬五錢　粥糊為丸如梧桐子大每米飲下
五六十丸
瘦胎丸　条芩酒炒　枳壳麸炒　香附米童便炒　苛

分為末蒸餅為丸

漏胎 三十八

妊娠月水時下皆由衝任脉虚不能約制経血血漏盡則斃矣有劳役喜怒不節或飲食衝冒風寒或有宿疾為風寒所乘血失度而血漏、胎血少氣偏虚不能衛獲热来之于胎黄芩白朮安胎主藥好扶持脉弱血虚全四物艾膠炒要知若下陥升提分湿热氣虚應可用参芪

△○○胎痛 三十九

夫胎痛者皆由妊婦不知禁忌或由生冷或觸風寒邪正相撃隨氣上下衝于心則心痛攻于腹則腹痛傷于胎則胎痛也

胎痛分明胎氣傷致令妊婦痛声長脉来細緊寒食氣縮砂

四七湯 蘇葉 製朴 白茯 姜制 半夏

四七最為良脉澁血虚宜四物紫蘇香附安要詳尺數热連為黄用酒炒診脉須分陰與陽

惡阻 四十

此皆婦人稟受性弱或有風氣或有痰飲凡妊婦便是有病其婦顏色如故脉息和順但覺肢體沉重頭目昏眩擇食惡聞味好食酸鹹甚至作寒熱嘔吐痰水輕者不必服藥重者以黑夏湯白茯苓丸服之

半夏湯 半夏 麦冬各五分 干姜 阿膠各一兩 川歸二兩 呉萸三兩 右大枣十二枚

茯苓丸　人参　桂心　干姜　半夏　橘皮　白术

赤茯　干葛　甘草　枳壳各二两　右共末蜜為丸米飲下

胎腫胎前嘔吐一　四十一　参术　川芎　陳皮　茯苓　煎服即愈

凡姙婦有遍身腫者有脚腫者何也皆因氣血虛多有医者ノ過泄之藥乃傷胎也只用腹皮湯立消

腹皮湯　大腹皮　青皮　陳皮　姜皮　五加皮　水煎空心服

凡姙婦有遍身腫者有脚腫者俗呼為胎腫又曰胎腫或脾虛不能制水者血散四肢而腫有胎挾水、血相搏者有脾胃濕者有衆風冷者有痢瘧後而腫者有飲食太過者有腹脹腫者皆詳治之

子煩　四十二

夫子煩者是肺臟虛而熱乘于心則心煩停痰積飲在心胸之間或冲于心亦煩也若热煩者但热而已若有痰而煩者口吐涎沫悪聞飲食則煩燥也

姙婦心驚悶子煩病用二火在其間竹葉湯陰虛燥而麦冬飲子似仙丹　四月屬心　五月屬相火

麦冬飲子　人参　麦冬　青竹茹　茅根　黄連各一錢　甘草五分　右食前加生姜自然汁同服

子癎　四十三

姙婦忽然冒悶不識人角弓反張須叟即甦狀若中風名曰子癇亦謂之風痓又名子冒　姙婦筋強語塞痰或時發搐故名癇　弦浮弦滑羚羊散煎服除風漸寬

羚羊散　羚羊角　川芎　独滑　棗仁　五加皮各八分　防風　當歸　茯神　以仁　杏仁各四分　木香　甘草二錢　右姜三片煎服

子懸　四十四

胎氣不和懷胎在上脹滿疼痛謂之子懸恐难産　胎氣湊上心腹曰滿悶脹痛曰子懸試煎紫蘇散一服胎和　氣和自安然

紫蘇散　當歸　大腹皮　川芎　陳皮　白芍　紫各五分　人參　甘草各三分　姜葱煎

子淋　四十五

此乃腎虚膀胱热也。腎虚不能制水則小便數。膀胱热則小便難行澁而不宣。姙娠之婦胞係于腎、虚热而成淋疾甚者心煩悶乱名曰子淋。子淋散在子淋中热結便疼氣不通。安榮散用功尤効。服之寬快有奇功。

安榮散　麦冬　木通　滑石　當歸　人參　川芎　甘草　扁蓄　車前子、各五分。加灯心煎服

甘連湯　治胎前腹内作脹微泄似痢裏急後重

干葛　黄連　甘草　右水煎服

胎前下血 四十六

胎前下血動胎看其婦形盛者三五日間急投安胎散方安方見前安胎散方見下　若形色瘦弱者冷汗大出面色如灰四肢無力乃病久也因此神色失去不医也死無疑矣

胎前動紅 四十七

此因失跌動傷惡血破來如水流不止急用膠艾湯止其血用安胎散護其胎元　膠艾湯四物加阿膠艾葉水煎服

安胎散　形盛三五日間宜服弱久者不治

阿膠　人参　白茯　小茴　角茴　川芎　川歸　生甘草　水煎空心服

○程鑰先生安胎秘方

白朮二錢　条参二錢酒炒　砂仁炒　当歸　艾葉　陳〻　續斷　阿膠各一錢炒　甘草三分　家苧根三錢　右水煎二鍾煎八分空心服加人参

安胎方　胎氣宜清不宜熱宜靜不宜動有因胎病或病

条参二錢　當歸　人参　白朮　白茯　阿膠　黄芪錢　香附六分　陳皮　砂仁各五分　嘔吐加姜三片茄一撮　血热加地榆空心服

胎前半産 四十八

婦人胎前半産孕有五七箇月其婦血衰不能滋養至五七箇

月小産下來凡用藥只可用益母丸

益母丸　有姙三五月或七月而小産若不調治恐再姙復熟宜服此丸

益母草一觔炒末　當歸四兩　川芎　甘草各四兩　共為末蜜丸如梧桐子大空心白湯下

逐月安胎方　白朮　条芩各一錢五分　歸身一錢五分　川芎　白茯各一錢　枳殼七分　砂仁五分　甘草加姜煎服　七八個月加紫蘇七分　麦冬一錢　大腹皮八分

臨月順胎方　白朮　条芩　歸身各一錢五分　白茯川芎　陳皮　蘇葉各七分　甘草三分　砂仁五分大腹皮　活石各一錢　枳殼七分　水煎服

○何先生調經種子方

白芍酒炒　延胡索酒炒　續斷　陳皮各八分　川芎六分酒洗　當歸一錢五分　生地　条芩　香附米各一錢　少仁三分　每剂加姜三片艾葉九个服十剂

○清熱調血湯　治經水將來腹中陣陣作痛乍作乍血俱实屢治俱驗服即受胎　当歸　川芎　白芍　生黃連　香附　桃仁　紅花　丹皮　莪朮　延胡索　水煎加酒溫服　有热加柴胡　黃芩

九子在腹中母子一氣母呼亦呼母吸亦吸母飢亦飢母热亦热藉母氣血以養其身十月數足形身俱備猶如夢覺用手折胞尋路而出若母之氣血旺盛胎元充實則子轉頭疾速随其胞漿而出以致胞漿乾涸無水道送且又恶血随來阻塞道未得遽出或横生倒産或子死腹中母子二命垂于旦夕之時必須調養氣血為主兼導痰路如牛膝湯催生丸芎歸木香之劑服之切勿慌張悉有法度詳其於後宜細

△○○臨産脉法二

凡欲生者脉離經而浮設腹痛引腰脊者欲生也半夜覺日中

一凡臨月不可洗頭以免横生倒産

二房中常要緊閉不宜喧鬧禁止外来闌襟孝服穢濁等房勿令觸犯胎氣致産不利産後客氣犯兒亦生害子

三遇寒天宜閉産室置火炉常令和煖蓋寒則血凝為害最深如遇热天左右不宜多人恐热氣逼産婦能令發热、則亡汗易於受風易成血暈也慎之

四臨月數滿足總覺腹痛且扶物而行不可驚動太早畢剴大小霍亂信卜稱神説鬼多方恐怖恐則氣怯怯則上焦閉下焦脹氣滞不行致産不利犯此宜紫蘇等藥調養氣血不宜服敗血等方

五産婦忍痛不肯舒伸行動曲腰而睡胎元轉動尋到生門被

逝開又轉又尋胎已無力以致难產

六產雖皆因驚動太早兒身未順生路未正用力一逼令兒偏出或露手露足难下但兒已露頂或偏左偏右令母仰卧推兒近正以手正其頂、正用力一迫即下若頂之後骨偏在谷當令穩婆执手穩于谷道外軽推兒頭正然後用力送下

七兒生先露手足用小絹針針兒手心或足心針入一分三四點剌之以塩擦其上輕、送入兒痛驚轉一縮即當回頭順下

八產婦如覺心中憒悶可用白蜜一匙温水調服

九或飢渴可進以軟粥勿令飢渴恐產時困之無力若不飢渴不須强與飲食

潛齋云落胎小產或產後血行不止產母昏沉者用丹參一味用一三兩服之血稍止人即甦忌食醋

一產难母子死生之際　尺中不止真胎婦左疾為男右欲產之婦脉離經沉細而滑也俱是　面赤舌青細尋看母活子死定應难唇舌俱青沫又出母子俱死總高判面青舌赤沫出頻母死子活定知真新產之婦緩滑吉实大弦急死來侵若浮重沉小者吉忽若牢堅命不停寸口欵疾不調死沉細附骨不絶生

有一小產胎死腹中身體如藍舌稍紅用大剂芎歸湯多加逆桂牛膝冬葵子每服半兩棗三服每用水二盏煎一大盏一服而胸膈寬再服而胸膈開如石墜下遂思食人趣省至半夜併渣共四服至四更時胎下矣次早產婦顏色紅白如常

此不可謂面青體藍而不用藥也

一臨産盤腸先出産後其腸不收治之不効以蘄艾燒烟燻之其腸自進或用新汲冷水調米醋半盞忽噀婦面或背脊打猛省而收每一噀令一縮三噀三縮腸尽收矣此經驗良法也

催生佛手散　当歸　益母草各五錢　川芎　枳殻各七分　木香另磨入酒内候藥好攙服　甘草蜜炙各五分

右水二碗煎八分將木香酒攙服

牛膝湯　当歸五錢　牛膝　益母草　車前子各一錢五分　姜三片水中半煎八分服一剤立産

達生湯　順胎催生極効

川芎六分　当歸三錢　益母草四錢不犯鉄器　牛膝酒洗　車前子一錢　炙草三分　枳殻五分夫炒　冬葵子一錢炒研　白术一錢土炒　大腹皮八分　木香三分　酒磨姜一片水中半煎八分將木香酒攙服　腹痛時加白芷沉香各五分同煎服

难産横生　因姙婦失忌或氣逆而然

一婦人氣逆胎遂横生益母童便酒下行但將神應催生散服之二剤自然生

開活丹

当歸　頭髮　葵花子　龜甲　地榆　右共末酒下五錢

神應催生散　百草霜　白芷不見火　右各為末以童便與醋和為丸百沸湯呑下或童便與酒煎連進二服

胎衣不下　產婦用力惡血上逆胎衣亦隨氣上心頭迷須臾不治即亡　胎衣不下实如何疲倦皆因用力過停風衣冷或血入胞脹令人無力加急服奪命丹行如牛膝湯亦効更多益母童便酒調下胞衣下利实堪誇

奪命丹

附子五錢　丹皮一兩　干漆一錢炒去烟盡　大黄末一兩

醋炒大黄成膏為丸如梧子大温酒下七丸

牛膝散　牛膝　川芎　朴硝　蒲黄生用各三兩

歸一兩五錢　桂心五錢　生地五錢　姜三片

凡胎衣不下者由產母總送兒出無力送衣又有經停時久外乘冷氣則血凝滯而胎衣不下又有產婦胎前素弱氣血枯涸而脉停凡茲三者速煎生化湯大劑連進二三中新血旺腹和而衣自下兼送益母丸一法也次送鹿角灰二法也后開二方俱可用

益母丸　益母草即野天麻　端午小暑前收掛當風處陰乾石臼搗為末蜜丸如彈子大臨服時捻散盞成於湯鍋內頓熱生化湯送下一丸

調護法　三

兒下衣不下產婦未免坐守不可睡倒必須先斷臍帶用草鞋帶墜之如寒冬月扶婦至床倚人坐被蓋火籠被中母腹時換熱衣熯腹胞下時防虛必須速服生化湯此藥自有妙處不可厭藥之頻也

濟神丹　下衣極効方具於后切不可服二丸○丹溪先生下衣用朴硝神効虛弱之人反有害諒非丹溪先生定方增附耳

如圣膏

草麻子二兩去殼　雄黃二錢　研膏塗母足兒出即時當去之少遲則腸出矣倘若腸出則將此膏塗母頭頂心腸遂進矣

胎死腹中四

蒼朮　陳皮　厚朴　甘草　右用水一中酒童便各半八分加朴硝三四錢入藥內即化溫服如不下過半日再服一劑多効

開骨丹　當歸　川芎　龜板　葵花子　頭髮　榆根白皮　右為末酒下五錢効

胎不降生五

臨產或有水乾兒不下用益母散生其水、送舟行孩兒方生若不生水閉者死

益母散　射香　白芷　肉桂　川芎　益母草　川歸滑石　右水煎服

此不可謂面青體藍而不用藥也

一臨産盤腸先出産後其腸不收治之不効以蘄艾燒烟燻之其腸自進或用新汲冷水調米醋半盞忽噀婦面或背脊打猛省而收每一噀令一縮三噀三縮腸尽收矣此經驗良法也

催生佛手散　当帰　益母草各五錢　川芎　枳殻各七分　木香另磨入酒内候藥好攙服　甘草蜜炙各五分

右水二碗煎八分將木香酒攙服

牛膝湯　当帰五錢　牛膝　益母草　車前子各一錢五分　姜三片水中半煎八分服一剤立産

達生湯　順胎催生極効

川芎六分　当帰三錢　益母草四錢不犯鉄器　牛膝酒洗　車前子一錢　炙草三分　枳殻五分夫炒　冬葵子一錢炒研　白朮一錢土炒　大腹皮八分　木香三分酒磨　姜一片水中半煎八分將木香酒攙服　腹痛時加白芷沉香各五分同煎服

难産横生　因姙婦失忌或氣逆而然

一婦人氣逆胎遂横生益母童便酒下行但將神應催生散服之二剤自然生

開活丹

当帰　頭髮　葵花子　龜甲　地榆　右共末酒下五錢

凡子在腹中母子一氣母呼亦呼母吸亦吸母飢亦飢母熱亦熱藉母氣血以養其身十月数足形身俱備猶如夢覺用手折胞尋路而出若母之氣血旺盛胎元充實則子轉頭疾速隨其胞漿而出以致胞漿乾涸無水導送且又惡血隨來阻塞道未得遽出或横生倒産或子死腹中母子二命垂于旦夕之時必須調養氣血為主兼導滌路如牛膝湯催生丸芎歸木香之劑服之切勿慌張悉有法度詳其於後宜細

○○ 臨産脉法 二

凡欲生者脉離經而浮設腹痛引腰脊者欲生也半夜覺日中

一凡臨月不可洗頭以免横生倒産

二房中常要緊關不宜喧閙禁止外来閑雜孝服穢濁并房勿令觸犯胎氣致産不利産後客氣犯兒亦生害子

三遇寒天宜閉産室置火炉常令和煖蓋寒則血凝為害最深如遇熱天左右不宜多人恐熱氣逼産婦能令發熱、則亦汗易於受風易成血暈也慎之

四臨月数滿足纔覺腹痛且扶物而行不可驚動太早畢㓙大小霍亂信卜稱神説鬼多方恐怖恐則氣怯怯則上焦閉下焦脹氣滯不行致産不利犯此宜紫蘇等藥調養氣血不宜服敗血等方

五産婦忍痛不肯舒伸行動曲腰而睡胎元轉動尋到生門被

遮閉又轉又尋胎已無力以致难產

六產難皆因驚動太早兒身未順生路未正用力一逼令兒偏出或露手露足难下但兒已露頂或偏左偏右令母仰卧推兒近正以手正其頂、正用力一迫即下若頂之後骨偏在谷當令穩婆执手穩于谷道外軽推兒頭正然後用力送下

七兒生先露手足用小綃針針兒手心或足心針入一分三四點剌之以塩擦其上輕、送入兒痛驚轉一縮即當回頭順下

八產婦如覺心中憤悶可用白蜜一匙温水調服

九或飢渴可進以軟粥勿令飢渴恐產時困之無力若不飢渴不須強與飲食

一產难母子死生之際　尺中不止真胎婦左疾為男右欲產之婦脉離經沉細而滑也俱是　面赤舌青細尋看母活子死定應难唇舌俱青沫又出母子俱死揔高判面青舌赤沫出頻母死子活定知真新產之婦縱滑吉実大弦急死來侵若得重沉小者吉忽若牢堅命不停寸口欬疾不調死沉細附骨不絶生

潜看書云落胎小產或產後血行不止產母昏沉者丹参一味用三两服之血稍止人即甦忌食醋

有一小產胎死腹中身體如藍舌稍紅用大剂芎歸湯多加蓮桂牛膝冬葵子每服半兩棗三服每用水二盞煎一大盞一服而胸膈寛再服而胸膈開如石墜下遂思食人避肖至半夜併渣共四服至四更時胎下矣次早產婦顏色紅白如常

二腹中須用小衣服烘热温之雖暑月不可蓋单被腹寒則血
塊不行且作痛
三産兒下地即服生化湯兩帖三煎服
四兒生兒胞衣遅下要蓋護産母下部冬月用火於被下腹中
用熱衣温之要緊又多服生化湯送益母丸及諸下胎鈥丸
五産母虗甚須燒硬石秤錘以防血暈
六産兒下地即服生化湯一帖如肚中飢甚畧食白粥一碗不
可太飽過一時后又服生化湯如未飲食必連進生化湯兩
帖共三煎完再進飲食甚好
七纔産不可飲酒酒能散血入四肢且臓氣虗不勝酒力
八七日内切不可洗下部七日外方可用温水就床坐洗滿
后却梳頭洗沐一百二十日内不可勞過度
一冬内春初天色凝寒空窗閉産室四圍置火當令煖氣大燠
下部衣服不可缺綿

産後鄉俗習弊 計十條九

一産畢不可即食牛羊猪鴨肉及鷄子等物産人恐難消化
二不可食凉粉菉豆粥呵菜汁蕎麦麪
三不可多飲胡椒艾酒血塊雖得热流通而新血又不寧矣
四不可學寧波俗産用姜片每以消血發热亡血致危症
五不可食梨藕柑橘冷果及冷茶冷物以致血塊凝結

六不可食橙丁橘柑枳术香砂等丸以致多損氣血

七、七日内不可梳洗以勞神産母免强早起以冒風寒

八七日内勿多言以傷神耗氣勿刺女工以傷目耗神

九小暑月毋用涼水洗手足

十大寒月用小衣服烘热常溫肚腹恐内冷則塊痛久雖藥不能行

産後用藥十誤

枳壳丸治産後大小便滞澁　枳壳一兩去穰麦麸炒　大黄一兩　木香三錢　麻仁炒黄一兩　右末蜜丸梧子大每服三五十丸食後温水送下　如飲食不化亦服之

治子臓風寒不能受孕　石菖蒲一錢三分　黄芪　白芍蓯容各一錢酒洗　蛇床子　蕪荑　小当帰一錢二分姜三片水二鍾煎八分半肌時服

治月經不通不能受孕　白芷　牛膝　白芍　黄芩　丹皮桃仁去皮尖　瞿麦　川芎各一錢　桔姜根一錢二分木通・五灵芝一錢二分　莪术一錢　姜三片水二中煎八分半肌服

治月經不匀不能受孕　山茱一錢　黄芪　丹参　木通蒲黄各一錢　玄胡一錢二分搗碎炒　當歸一錢　川芎二錢　水煎姜三片半肌服

治赤白帶下不能受孕　側栢　地榆各一錢　肉蓯容一錢六分　蛇床子一錢六分　白芷一錢三分　姜炙一錢牡厉一錢　礞硝二分　照前煎服

安胎方　當歸一錢二分　知母　石菖蒲　白茯　前胡條芩各一錢　热地八分　姜三片水二中煎八分半飢服

易産方　當帰一錢五分　兎糸子一錢四分　川芎一錢二分　白芍一錢二分　荊芥七分　黄芪八分　羌活六分

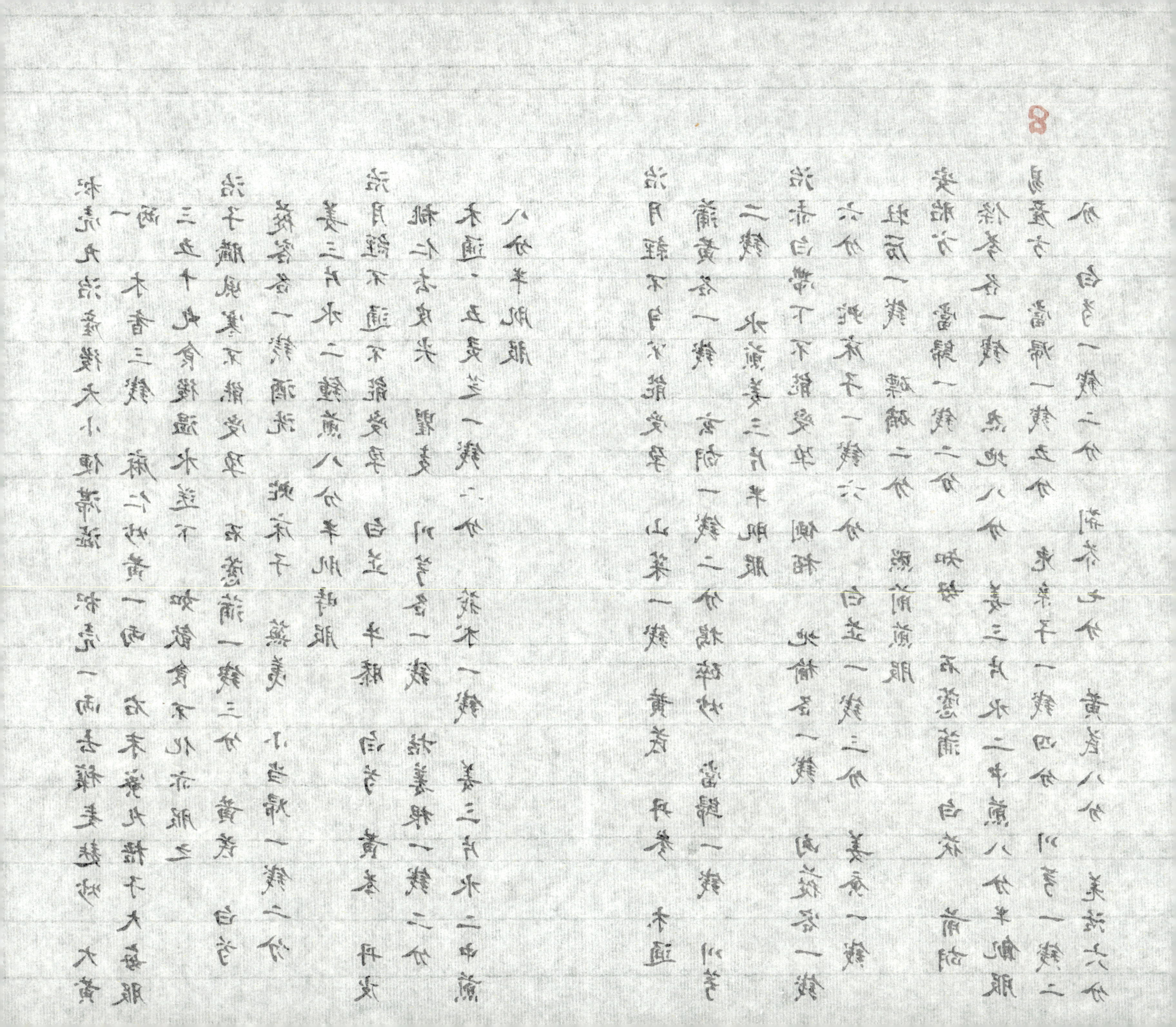

[illegible]

艾葉三分　煎服照前法

産後汗不止　當歸　黄芪　牡蛎　人參　粉草　小麦

麻黄根　水煎服

又方　黄參　白术　熟地　白茯　牡蛎　麦冬　防風

紅棗水煎服　一方　有人參無地黄加麻黄根

産後胸膈不寛　川芎　當歸　白芍　香附　砂仁　白术

陳皮　半夏　茯苓　甘草　姜三片水二中煎服

産後煩悶兩脇特痛　蒲黄炒四分　川歸一錢　乾荷葉蒂

三个　玄胡四分　白芍八分　右水二中煎八分入蒲黄

空心三服

産後乍寒乍熱　當歸　川芎　人參　白术　乾姜各二錢

五分　甘草一錢　作五服水二中姜三片煎服不拘時

産後腹痛及兒枕疼驗效方　當歸　川芎　山查　荆蕙

黒扁豆　水煎服

胎前産後遍身筋骨疼端　能治産後虚損勞症　男子勞怯

俱服　當歸一錢　知母一錢　貝母一錢　黄參八分

白芍八分　川芎八分　陳皮八分　紫蘇八分　甘草三

分　麦冬一錢　熟地一錢　生地八分　天冬一錢　五

味七粒　白茯一錢　前胡七分　桔梗七分　十劑為度

五劑見功

婦人勞怯發熱不通經水月事斷絶

大揀參三分　當歸二錢　南川芎八分　白芍酒炒一錢

陳皮去白三分　蘇葉三分　前胡五分　白茯五分　熟

地四分　丹皮一錢　官桂有寒用二分　條參二錢　右

用白公鴨一隻杀血投滚酒先服次將鴨煮汁煎藥

行血止血溢淋白濁白帶　劉寄奴　當歸各一兩　蘇木

紅花各五錢　水酒各一碗煎至一碗露一宿次早清辰溫

服渣再煎服

乾血癆驗方滋血養榮湯　馬鞭草　荊芥穗各四兩　桂心

枳殼　川芎　川歸　赤芍各二兩　丹皮一兩　分為

劑每劑加烏梅一个水煎

治婦血忿氣結肚痛　用四物去地加橘紅各二錢　麦冬一

兩　煎服

治諸血妄行　用川木耳炒末好酒調服三錢

治血崩　益母草五錢　地蘇木五錢　二味水酒各一碗

煎食前服

姙婦裏急後重　當歸　山查　枳殼　澤泄　黄芩　白芍

扁豆炒　黄連　呉茱炒　白茯　厚朴姜汁炒　檳榔煎

熟入木香

又方　白朮　厚朴　白茯各一錢　山查二錢　白芍二錢

五分　扁豆　香茹各一錢　黄芩一錢五分　炙柳五分
青皮一錢　木香三分　姜三片枣二牧煎服
治婦肚腹膨脹疼痛　柴胡　白术　白茯各一錢　丁皮
五灵芝各五分　玄胡索　干姜　香附各五分　加四物
薑三片水二中煎八分服
又方　當歸　赤芍　甘草　川芎　茯苓　白术　香附
肉桂　吴萸　生地　艾葉　杜仲　各等分姜三片水煎服
提肩散　治男婦肩背胃腸疼痛
羌活　防風　藁本　川芎　白芍各一錢　川連　黄芩　黄柏
各七分　甘草五分　姜三片水二鍾煎服氣虚加入参炒

虚加當歸濕加蒼术
經不行往上不止　紫金皮一錢　牡丹皮三錢　香附　炒
歸各一錢　紅花一錢　大黄二錢　酒二中煎七分不拘
時服查再煎
催生打胎併包衣不下　百草霜二錢　官粉三錢　射香一
分包衣不下用二分　共為末每用三錢先将鴨旦一个打
餅再以燒酒淬下鍋内即将燒酒調前末藥三錢服下将旦
餅嚥之不吐此藥其胎生死立下
打胎不見形　鷄旦二个　土牛膝一大科同水一碗煮旦水
耗一半先吃旦一个吃水一口即時下不見形化為血塊下

又四見散　魚膠　商陸　鬼臼　很毒　寺分為末每服五
錢酒調下死胎分塊而下
○治不孕論婦人之不孕者人皆曰子宮虛冷而以熱藥投之
者非也殊不知由于血少而不能攝精故也治宜生血補血
然婦人水性楊花多為鬱氣所傷又于臨月之時或食生冷
或受風寒故婦人欲求無鬱無積者十中無一若不開其鬱
破其積則氣何由而調血何由而養今故其方于后
第一日　三凌去毛蘆煨　莪朮同　紅花　澤蘭　桃仁去
皮尖炒　香附去毛炒　生蒲黃　歸尾　半夏泡去皮臍
玄胡去皮　陳皮去白　川芎去芦　甘草炙　赤芍酒炒
呉茱萸去梗炒　姜三片水中半煎服
第二日　桂心去粗皮　三凌　莪朮　蘇木　澤蘭　桃仁
香附　歸尾　干姜煨　玄胡　生地酒洗　牛膝去芦酒
洗　煎仝前
第三日　川芎　白芍　紅花　厚朴姜製　澤蘭　香附
歸尾　干姜　生地　三凌　莪朮　桂心　桃仁　呉茱
萸　甘草　青皮去穰夫炒　煎仝前
第四日　生地　歸尾　川芎　桃仁　香附　紅花　桂心
芍藥　三凌　莪朮　陳皮　青皮　甘草　有痰加半夏　煎仝
第五日　人參　白朮　陳皮　甘草　川歸　川芎　生地

熟地　芍藥　香附　白歛　莪术　青皮　丹皮　全前

五服藥盡方服後女金丹至次日經水來時又如前服煎藥至五日經尽又服女金丹其前藥直待有孕方不服

女金丹

川芎　人参　藁本　歸身　白芍　白芷　白术　白茯　白薇　玄胡索各一兩　桂心　甘草　赤石脂　牡丹皮　没藥

共十五味除石脂没藥另研其餘皆用醇酒浸三日少炒為末一十五兩和勻篩過煉蜜丸如弾子大以磁乗之每服一丸空心鷄未鳴時服一丸先以薄荷湯或茶灌嗽咽喉細嚼以温酒或白湯下以干菓醎物厭之服至四十九丸為一剤癸水調中受孕為度若孕中三日一服後二日一丸服至百日乃止屡服驗効

室女癸水逆順調源秘傳丹藥論

先生曰婦人以經信為主不調順是榮衛不实也蓋血為榮氣為衛氣盛則血行氣衰則血滯榮衛和通則氣血週流百病不生若臟腑寒則血凝經滯臟腑热則血順經行故治婦人先揆其情性若情性和平則易治若情性拗捩則难治務要調理其心、氣不調則月經潮滞或多或少或前或後孕育难成百病生焉謹依神農本草細詳藥性以當歸川芎熟地黄芪白芍香附烏藥黑豆為君肉桂黄芩秦椒白姜粉草三凌寄奴丹皮蒲黄阿膠為臣陳皮没藥石斛蓬术為佐防

風木香貝母白朮赤石脂為使故名為濟陰補宮丹滋養血氣調和陰陽密腠理实臟腑治風陰痛冷不可以有貴賤而妄增减務要依方製度研細煉蜜為丸如彈子大每服一丸空心細嚼鹽湯下忌生冷死肉血塊之類合藥須用淨室勿與婦人鷄犬見知婦人尋常無子者服一月有孕

婦人癥瘕不冝源流論　夫血凝者由冷熱不調飲食不節思慮不絶喜怒不釋氣弱血虛觸冒風邪冷氣入於龍門邪氣入於胞絡搏於氣血月利不利以致不通漸結成塊又且月信未斷令陰陽之精氣內入使經候不調內生積聚而為塊此終不孕也若因產而生血塊按之而陷推之而不移者氣已虛餘血未盡風寒所乘而凝結冝服濟陰補宮丹得效

濟陰補宮丹　當歸全身酒煮細剉　川芎　熟地焙干各三兩　烏藥四兩生用　黃芪一兩　芍藥三兩　阿膠一兩炒成珠　肉桂一兩炒　粉草一兩　黃芩一兩五錢　秦根一兩炒　茴香二兩炒　白姜一兩煨　黑豆一二升童便浸洗淨一日一夜分作九分蒸藥　陳皮一兩　蒲黃一兩五錢炒節淨　刘寄奴　牡丹皮去心　没藥另研　石斛去根　蓬朮煨　白朮　貝母各一兩　防風一兩五錢　赤石脂醋煮五錢　木香五錢　香附四兩去毛半生半炒　右為粗末片黑豆拌匀九晒九蒸令晒乾為末細研煉蜜為丸

如弹子大每服一丸空心细嚼盐汤下治妇一切诸病

妇人胎前产后崩疾暴下源流

夫带下有二候未嫁之女月经初下为惊而得或浴冷水或热而病扇或浴而当风此室女病带之由也若出嫁之妇阴阳过多则胞络受风邪乘虚而入胞络触冷遂成秽液也与血相兼而下产后带之亡血失气伤经动络外袭肌体虚弱冷气与热血相连故使液而下带冷则多白热则多赤冷热相交赤白齐下宜服鹤顶丹以主之

鹤顶丹　当归全身酒浸一两五钱　黑附子五钱去皮脐　龙骨二两　赤石脂一两醋淬　祁艾一两醋煮干姜一米醋煮干　牡蛎一两三钱半　右为细末醋糊丸桐子赤石脂为衣每服五十丸食前酸白梅汤下

产前十八症乌金散　当归　热地　芍药　乾姜热水泡　桂心去皮前药四两加甘草四两　右为细末每服二钱好酒童便各半钟九沸调服服此药后服济阴补宫丹

产后腹痛七贤散　桂心　芍药　蒲黄　川芎各三钱　归一两　玄胡索五钱炒　射香半分　益母草煎酒加盐每服二钱空心吃

产后经数日不生　龟甲酒炒五钱　甘草二钱五分　乳香炒心同炒去油　白芷各三钱　共细末酒调服

又方　用鹿糞乾湿各三錢　姜湯調服立効

產後敗血不止黑神散　歸尾　川芎　赤芍　生地　香附

蒲黄生用　官桂　干姜　黑豆四十九粒　吹咀酒水各一半煎服

婦人胎前產後經行腹痛源流論婦行經臍腹攪痛者盖因冲任二脉弱血氣與小腸二經虛便下之際血氣摶於風冷二氣相攻而痛但服此丹其應如神名回生丹

回生通暢丹　當歸　川芎　香附　蒼朮　蒲黄　白茯苓

桃仁膏各一兩　牛膝五錢　熟地一兩　京三凌　地榆

山茱萸　五脂　甘草　羌活　陳皮　白芍各五錢　木瓜三錢　青皮　木香　白术各三錢　爲藥二兩五錢

良姜四錢　乳香　没藥各一錢　參三錢　玄胡索四兩

右依分兩爲細末聽用以大黄熬膏丸大黄一斤爲極細末蘇木三兩剉碎用河水五碗煎三碗去木全汁听用紅花三兩炒黄色入好酒一大壺煮三五沸取汁黑豆三升取汁三碗煮熟去豆不用　右將前大黄末下鍋内用好米醋三四碗攪匀熬成膏如此三遍次下紅花酒蘇木湯黑豆汁攪開大黄膏入内又熬成膏取出盆内盛之將鍋粑焙乾爲末和匀將膏與藥丸如彈子大不拘時服每服一丸酒頓化下

一治前產後下血　妊婦如動顛求醫　四理湯中凑理散

艾葉阿膠蒸熟地　川芎当歸白芷齊　香附更蒸紫蘇葉

水煎一服便相宜　世人識得玄中妙　夫婦和諧子嗣滋

一婦人經脉不通不調榮衛服难行　氣脉相和經自行

寒热失宜劳不息　氣因生冷不相宜　千金夜尽非今日

漸漸尫羸話語遲　我有回生通暢藥　一服能通萬種疑

一室女經痼不通　純因何事月經連　貪食酸鹹損悮人

飲食方滄生冷坐　血生血海血凝宮　華池不潤三焦热

咽起喉中腹悶疼　神工自有回生藥　一服能教万事通

一産後大小便澁难　血入旁中誰得知　小便澁赤大便遲

乍寒乍热常多汗　似醉似痴如遊絲　花発目前如碎錦

病纏經内似驚痴　只消一服回生藥　莫信庸人騙白資

胎前産後一十八症皆可服按症各用引子下

種子奇方男婦各服一料屢服屢効百發百中勿輕傳

兎絲子一兩二錢淘净酒蒸　覆盆子去蒂二兩二錢　車前子一兩七錢　蛇床子一兩二錢　大甘草一兩　白蒺藜子二兩二錢炒去刺　五味子一兩三錢　肉蓯容二兩五錢酒浸　補骨脂二兩三錢淘净炒　山萸肉一兩三錢　牛膝一兩五錢　麦冬一兩五錢去心俱焙研末煉蜜丸如梧子大每服三四十丸清塩湯送下早晚一服

又女子服方　肉蓯容一兩三錢　覆盆子一兩二錢　蛇床子一兩二錢　兎糸子一兩二錢　川芎一兩一錢　川歸

一兩一錢　白芎一兩　白賊魚骨八錢　五味子六錢
防風六錢　黃芩五錢　艾葉三錢　牡蠣八錢用鹽固煨
透為末　此藥不寒不熱助陰生子俱焙研末煉蜜丸梧子
大照前服

廣茂湯　治婦人月經不調雖有之其色或青或白或紫或淡
其色不常变生諸疾　木香　廣茂溫紙裹火煨切燥炒各
一兩　桃仁一兩五錢夫炒去皮尖双仁　胡桃肉湯浸去
皮二兩　右木香廣茂二味末將桃仁胡桃者搗匀每服酒
下三錢

當歸澤蘭丸　治婦人赤白帶下月事不調臍腹疼痛或血瘕
子宮久冷不能受姙當服此藥無有不効　香附一斤分為
四製用酒醋童便米泔水浸三日炒　三棱二兩各醋浸三
日炒　當歸四兩酒洗　艾葉一斤醋煮　川芎二兩　赤
芍炒　黃芩酒炒　白朮土炒　澤蘭葉各二兩　生熟地
各二兩酒浸煮搗膏　前藥為末用醋同地黃膏為丸如菉
豆大每服七十丸淡醋湯下

婦人渾身碎痛力倦　虎骨一錢二分半　防風　藁本　甘
草　白芷　茯苓　當歸　白朮　香附　芍藥　川續斷
各三分　為粗末姜棗煎服

補血止血　熟地二錢　茅根二錢　藕節二錢　當歸　紅

米糊為丸菉豆大每服六七十丸或醋酒白水俱可下只除

胎前不服婦人諸般百病勞瘀咳嗽加人參三分　蘇葉五

分煎湯呑

熯

子宮方　謝海岳歙蘇州住硫同酸梅搗為丸梧子大服七

粒經來淡紅水服三次即有孕矣

花各二錢　黄芩一錢　艾葉五分　作一劑水中半煎七分温服

治子腸不収　荊芥穗　藿香葉　臭椿根皮等分煎水薰子宫立愈

女身丹　香附一斤童便浸一宿炒黄　當歸二兩酒浸　川芎一兩五錢酒炒　白芍一兩五錢酒炒　蓬朮一兩酒炒　紅花一兩五錢　牡丹一兩　烏藥二兩炒　白豆蔻一兩大炒　三棱一兩醋煮　只壳二兩大炒　玄胡索一兩五錢　山查肉四兩炒　蘿卜子二兩微炒　蘇子二兩五錢　艾葉半斤醋二斤煮至一斤去艾不用　再用生熟地黄各二兩醋一日一夜　將地黄搗爛和前藥末將前艾醋打老

京傳試驗產後良方選録秘閣藏書目録

[illegible]三十三　[illegible]三十四
[illegible]　[illegible]三十二
[illegible]三十　[illegible]三十一
[illegible]二十八　[illegible]二十九
[illegible]二十六　[illegible]二十七
[illegible]　[illegible]二十五
[illegible]二十二　[illegible]二十三
[illegible]二十　[illegible]二十一
[illegible]　[illegible]十九
[illegible]十七　[illegible]十八

[illegible]十五　[illegible]十六
[illegible]　[illegible]十四
[illegible]　[illegible]十二
[illegible]十一　[illegible]十二
[illegible]九　[illegible]十
[illegible]七　[illegible]八
[illegible]　[illegible]六
[illegible]三　[illegible]
[illegible]一　[illegible]
[illegible]閣藏書目録

丫言馬產後選錄秘閣藏書　祁東霞川左田黃永念集

一產後生化血論一　附論芍藥

一產後氣血暴虛理當大補但惡露未盡用補雖知無滯血能化又能生攻塊無損元氣行中又帶補方處萬全治無一失世以四物湯治產、誤人多矣因地黃性寒滞血芍藥酸寒無補故也本草滙云丹溪言新產後勿用芍藥者盖產後肝血已虛不可更瀉豈可令生生之氣而為酸寒所伐乎必不得已酒炒用之可耳或用肉桂浸酒拌炒亦可　蒼生司命云新產後七日內禁用白芍以其酸寒能伐發生之氣也女科要訣云新產不可用芍藥以其酸寒能伐生之氣十日之內忌之只以黃芪四物湯為補虛之要藥以黃芪易芍藥是也如氣虛者本方加人參白术白茯甘草婦人良方云一芍藥之性味酸寒產後用之於大補八珍等湯內以酒拌炒用無妨凡屬脾胃虛弱面色痿黃者亦酒拌炒用

二

一產後惡露有塊作痛名曰兒枕世多專先消散然後議補又有消補混方殊不知旧血雖當消化新血亦當生養若專主攻舊新亦不寧矣世以濟坤丹又名回生丹治產又以攻血塊下胞落胎雖見速効其血氣未免虧損平安產婦毋視良方　濟坤丹不得已而用下胎下胞只可一丸決不可多服

三

生化湯因藥性巧[illegible]而立名也夫產後血塊當消新血宜生若

專消新血而不專專生旧血反滯考諸藥惟川芎當歸桃仁三品藥性善破旧血驟生新血佐以炒黑干姜甘草引三品入肺肝生血利氣五味共方則行中有補化中有生實產後聖方因名之

凡病起于血氣之衰脾胃之虛而產後血氣脾胃之虛衰尤甚焉是以丹溪先生論產必當以大補氣血為先雖有他症以末治之此言者已盡医產之大旨若能擴充立方用藥則治產可以無大過矣夫產後憂驚勞倦氣血暴虛諸症乘虛易襲如有气毋專耗散有食毋專消導熱不可用芩連寒不可多附桂寒則血塊停滯熱則新血流崩至若中虛外感見三陽表症之多似可汗也在產後而用麻黃則重竭其陽見三陰裏症之多似宜下也在產後而用承氣則重忘陰血耳聾脇痛乃腎虛惡露之停休用柴胡讝語汗出乃元氣弱似邪之症毋問胃实厥由陽气之衰難分寒熱非大補不能回陽而起弱痙因陰血之虧毋論剛柔非滋榮不能舒筋而活絡又如乍寒乍热發作有期症似瘧也若以瘧治迁延難愈神不守舍言語無倫病似邪也若以邪治危亡可待去血多而大便燥結肉蓯蓉加于生化非潤腸承氣之能通患汗多而小便短澁六君倍用參芪必生津助液之可利加參生化頻服救產後之危卜長生化命屢用甦絕谷之人癲疝脫肛

多是氣虚下陷補中益陽之方口噤拳攣因血燥類風加参生化之湯産户入風而痛甚服宜羌独養榮方玉門傷冷而不閉洗須床兜艾硫黄怔忡驚悸生化湯加遠志似邪恍惚安神丸助歸脾因氣而滿悶虚煩生化加木香為佐因食而噯酸悪食六君子加曲芽為良稜木莪蓬大能破血青皮殻实最消滿脹一應耗氣破血之剤汗吐宣下之藥止可施于少壯豈可用于胎産大抵新産之後先問悪露如何塊痛未除未可遽加芪术腹中痛止補中益氣無疑至若陽亡大虛血崩厥暈速煎生化原方乃救急也王太僕云治下補下制以急緩則滋道路而又力微制急方而氣味薄則力與緩仝故治産當遵丹溪而固本服藥法宜學太僕以加類凡百生死之寄術須着意以極危欲免俯仰之無愧用存心於愛物此雖未尽産症之詳然所闗一症皆援近鄉治驗实據亦未必無小補云耳

五一 産後血塊是孕成餘血之所積也夫婦人血旺氣衰二七而天癸至（是三十日合月也）三旬一見以像月盈則虧也行之有常名曰經（是以月信名經水也）有孕則經不行其餘血注于胞中以護胎元然一月名始胚二月名始膏三月始成形而名胎方受母血之蔭庇胎形尚小食母血尚有餘計前兩月併積于胞月久成塊至産隨兒當下多有産婦送兒送胞勞倦無力或失調護肚腹失于温暖致

十二 凡產後三日內血塊痛人參當緩遇危症加參可救如服此方病勢有生意又當減參且服化原方

十三 產後七日內未曾服生化湯血塊痛未除仍用服生化湯以消塊止痛新產及三日內服生化湯兩三帖痛塊未除仍再照前方服几帖自然塊消痛止新血長旺精神自復矣 但七日內血塊痛未除不可加參芪白朮如用痛尤不止

十四 產後纔分娩或一二日之內血塊痛雖不止其產婦血氣虛脫或暈或汗多而厥或形色脫去口氣漸冷或煩渴不止或氣喘急毋論塊痛但從權多用參芪生化湯以扶危急

十五 凡暑月產後照前服生化湯以除塊痛外用熱衣煖腹服藥後塊即行如失蓋雖藥不散矣

十六 產後大便八九日或十日以上不通由血少腸燥故也宜多服生化湯加麻仁以通潤之服歸芎至斤數自然通矣虛加參二三錢慎勿用大黃下藥

十七 產後一二日內服生化湯五六帖塊痛減其痛可揉按而定者虛也宜生化湯加參二三錢

十八 產後七日內感風冒寒或傷冷物血塊凝結痛甚生化湯加肉桂五六分至半月一月已上凝結塊宜四消丸補湯

十九 產後暈厥脉脫形脫口冷諸危急症從權惟參可救肥人有痰或暴怒中生化湯加竹瀝姜汁

二十　產後危急十症　諸危症總關于前便鄉村不須求医

一產兒下血暈速連服生化湯三四帖即安神効再服數帖產婦自覺精神不厭進藥之頻

二產婦稟弱及胎前虛症產畢倦暈速服生化湯一帖第二帖就加參二三錢在生化湯內連服二三帖以救危急

三產後血崩昏脫治仝二款方毋緩

四分娩後濺、然汗出氣短神昏乃危症也速服生化二帖後就加人參二三錢在第二帖內以救危急

五胎前瀉產後不止倦昏治仝四款方

六產後身熱汗出氣促咽塞不舒乃危症也服生化湯一帖完又連服加參生化湯庶可回生

七產後手足冷而厥或口乾燥渴乃大虛危症須大補可回生必服加參生化湯渴用生脉散代茶　生脉散　人參　麦冬　五味

八產後血崩昏倦其身心溫煖急挖開口速灌加參生化湯以救之如不然用鵝毛捕入喉中灌之

九血崩氣脫煩燥不寧目瞑似邪言語不止速服生化湯頭煎後隨服定志養榮湯毋信邪鷩之說　定志养榮湯　人參　白术　黄芪　当歸　陳皮　川芎各一錢五分　熟地　五味　白茯　遠志　桂心　炙草各五分　水煎服

十產後日久不食服藥即吐必須独參二三錢加姜三片白米

之類也若照前症今日服一帖明日服一帖豈能扶救將絕之血氣也

若虛人見危症及熱症墮胎或勞甚身熱頭疼服藥四五帖雖稍安未除血痛又當再製服之

加參生化湯 治產後諸危急症可通用一日一夜必須頻服三四帖若照常症今日一帖明日一帖豈能接補將絕之氣血救危急之症也 川芎一錢 當歸三錢 乾姜四分炒黑存性 甘草炙五分 桃仁十粒去皮尖 人參二錢虛脫厥去危症汗多加三四錢 棗三枚水煎 餘症照後加減

七 一脉脫形色脫將絕症必服此方頻灌救加參四五錢

八 一分娩後血崩血暈症如兼汗多形色脫去宜服此方無汗形色不脫只服生化本方不必加參

九 一分娩血崩形色脫宜服此方又宜頻煎必加參三四錢

十 一分娩後手足冷厥發服此方加參三四錢兼汗亦加參三四錢麦冬一錢左尺脉脫亦加參

十一 一產後汗多加參三四錢汗多渴甚加參三四錢麦冬三錢汗多氣短似喘加參三四錢 汗多痰嗽加杏仁十粒 汗多嗽喘声連加杏仁十粒 桔梗五分 無汗嗽喘氣短加半夏一錢 杏十粒 桔梗五分 汗多身熱氣短加參汗不止三四帖加黃芪一錢

塊痛日久方散慎勿輕用攻血峻剤多飲姜椒艾酒允遇傷太热新血未免損失多矣　治法頻服生化湯幾帖以助血蕪行外用热衣煖腹

六一時俗治血塊諸症之偏治血塊有用生地紅花以行之蘓木牛膝以攻之治氣脹有用烏藥香附以順之枳壳厚朴以舒之甚有用青皮只实蘓子以下氣定喘芩連栀栢以退热除煩至若血枯便实用承氣下之又愈結汗多小便短澁用五苓通之又愈秘其有偏門周知周本又有計利各補其與医卜相通薦誤入子夭折者同謂無恒心于废物也

有食山查能消血塊無害弱人頻服兩三貼必死無疑

秘授生化湯　治產婦諸症大有竒効随症加減百發百中一九

有孕至七八个月照方預製兩三帖至胞衣一破速煎一帖候児下地即服不問半產正產雖少壯產婦平安無恙倶宜服兩帖以消血塊生養新血

当帰八錢酒洗　川芎四錢酒洗　桃仁十粒去皮尖　甘草五分炙　乾姜四分炒黑存性　水二中煎七分加酒六七茶匙稍热服渣留後帖再煎兩帖共三煎要在一二時辰之內未進飲食之先相継煎服因下焦悪露服多而頻則速化而驟長新血自免暈症其胎前素弱及產後劳倦又當再製兩帖煎服以防昏倦其產婦服一帖精神漸壇不厭藥

一大撮水煎服以安胃氣夫胃所樂者穀日久不食胃空豈
勝藥氣哉煎參必用新罐

二十一 產後血崩氣脫

凡產後血崩氣脫昏亂將絕或暈厥牙關緊速煎清神返魂湯
以罐之如氣欲絕灌藥不下喉即將鵝毛插喉用酒盞盛三
四分灌下腹漸温煖不拘帖數可活用又熱手在单衣上從
心揉至腹又當换热衣温腹

清神返魂湯 治產後暈厥危症
川芎二錢 当归四錢 炙甘草五分 人參一錢 荊芥
四分 黑薑四分炙黑 桃仁十粒去皮 肉桂五分 二盞
後去桂 棗二枚水二中煎七分稍熱服

加減 汗多加人參二錢 黃芪一錢 兩手脈伏或右手脈
絕加麥門冬一錢、五味子十粒 如灌藥得甦其血塊痛
未除當減去參芪仍服生化湯以除塊定痛若塊痛已除仍
加參芪 渴加麥門冬一錢 痰加竹瀝七分酒 姜汁一
匙 瀉加茯苓 久不進飲食胃氣聞藥氣即嘔可独用人
參一二錢 水一中煎四分調鍋焦米漸、引開胃口 血
塊痛止宜減桃仁肉桂
此危症一日須服二三帖可保 終產婦不厭服頻

二十二 胎衣不下

凡胎衣不下者由產母總送兒去無力送衣又有經停時久外乘冷氣則血道凝滯而衣不下又產母胎前素弱氣血枯涸而衣停三者速煎生化湯大料連進兩三中斷血旺腹和而衣自下蕪送益母丸一法也次送鹿角灰二法也後開二三方俱可用

生化湯 見前

益母丸 益母草即野天麻如天麻莖葉節、開紫花端午後小暑前收掛當風處陰乾石臼搗為末蜜丸如彈子大臨服時捻散盞盛湯鍋頓熱生化湯送下一丸

調護法 兒下衣不下產婦未免坐守不可睡倒必須斷臍用草鞋帶墜之如寒月扶婦至床倚人坐被蓋冬月火箱中毋腹時換熱衣煖腹胞下後防虛必須速服生化湯兩盞不可厭藥之頻自有妙處

濟神丹方 下衣極效方見于後不可服兩丸

丹溪纂 下衣用朴硝神效虛弱人反有害非先生定方門下增附耳如聖膏 用蓖麻子二兩去殼雄黃二錢 二味研成膏塗母足

二十三 產後血暈

凡產後血暈危症也有血去多而暈有氣而暈有痰火從上而暈有瘀血不行而暈若胞衣破後速煎生化湯一帖服之及

見下地連服二帖決無暈症　又外預燒秤縋并硬石子通紅候見下地即投縋石與醋瓶中使産母鼻聞醋氣亦防暈症若見暈後方治之

加味生化湯

川芎三錢　当帰六錢　桃仁十粒　炙甘草五分　荊芥四分　水二盞煎七分少加酒稍热服渣継服　産後労甚形色虚脱服生化湯一帖、、煎後連再煎一帖加人参一二錢　汗多亦加参不脱去不須加入参　又方益母丸方見前就本湯送下一丸亦妙　鹿角灰　就本湯送下一二錢

外法用韮菜細切納有嘴瓶中将滚醋二碗冲入瓶内讓大口将小口冲産母鼻口即醒

二十四　産後大便日久不通

凡産後日久大便不通者由血少腸燥其虚弱産婦産多服生化湯数帖則血旺氣順傳化如常自無便澁之症切不可用硝黄等藥下之重亡陰血便秘愈甚致成脹满者或敗瀉不能止者若因誤下成膨脹症又當多服生化湯加減治之

助血潤腸湯　治産後大便不通若誤下成脹亦治須加肉桂

玄胡　川芎二錢　当帰四錢　桃仁十粒去皮　甘草五分炙　麻仁一錢五分炒　陳皮四分　水二中煎七分食前稍热服　血塊痛加肉桂玄胡索各五分　氣虚汗多加

參二三錢　黃芪一錢　汗多而渴者參一二錢　麥門冬一錢五分　五味子八粒　如大便燥結十日以上肛門必有燥糞用豬膽導之將糞微軟如未轉補入肛門欲大便去之　又法用麻油口含將竹筒插入肛門吹油入四五次和軟即通

二十五　產後發熱惡寒頭痛

凡產後發熱惡寒頭痛者毋認為太陽症發熱頭痛亦寒亦熱又兼脇痛者毋認為少陽症皆由氣血虧虛不和而類外感切不可用柴胡麻黃羌活發汗重亡陽也若明知處中真感傷寒冷物其加味生化湯亦能調和其諸症自退矣凡發熱乃氣虛之甚非有寒熱也其惡寒亦除氣血

加參生化湯

川芎二錢　當歸全用四錢　乾姜炒黑四分　桃仁十粒去皮尖合碎若產來血過多且輕用乾薑者只宜五六粒可也　炙甘草五分　陳皮三分　生姜不可用四分已上七味氣破也　於水二中杯一杯濃煎六分溫服連進二帖者謂之補未頭痛後甚減　若明知感冒風寒外邪身熱眼骨痛宜加參生化湯二帖諸症未退再羌活四分只用三分可也　防風四分只用三分可也　荊芥四分　若大不減者[illegible]四分　如嘔吐者藿香三分　生姜三片　如汗多加黃芪

児下地連服二帖决無暈症　又外預燒秤錘并硬石子通
紅候児下地即投錘石與醋瓶中使産母鼻聞醋氣亦防暈
症若見暈後方治之

加味生化湯

川芎三錢　当帰六錢　桃仁十粒　炙甘草五分　荊芥
四分　水二盞煎七分少加酒稍熱服渣継服　産後労甚
形色虚脱服生化湯一帖、、煎後速再煎一帖加人参一二
錢　汗多亦加参不脱去不須加入参　又方益母丸前方見
就本湯送下一丸亦妙　鹿角灰　就本湯送下一二錢
外法用韮菜細切納有嘴瓶中将滚醋二碗冲入瓶内諉[illegible]
大口将小口冲産母鼻口即醒

二十四　産後大便日久不通

凡産後日久大便不通者由血少腸燥其虚弱産婦産多服生
化湯幾帖則血旺氣順傳化如常自無便澁之症切不可用
硝黄等薬下之重亡陰血便秘愈甚致成脹満者或陊瀉不
能止者若因誤下成膨脹症又當多服生化湯加減治之

助血潤腸湯　治産後大便不通若誤下成脹亦治須加肉桂
玄胡　川芎二錢　当帰四錢　桃仁十粒去皮　甘草五
分炙　麻仁一錢五分炒　陳皮四分　水二中煎七分食
前稍熱服　血塊痛加肉桂玄胡索各五分　氣虚汗多加

参二三錢　黄芪一錢　汗多而渴加参一二錢　麦門冬一錢五分　五味子八粒　如大便燥結十日以上肛門必有燥糞用蜜棗導之將煉蜜做如棗樣插入肛門待欲大便去之　又法用麻油口含將竹管插入肛門吹油入四五口和軟即通

二十五 產後發熱惡寒頭疼

凡產後發熱惡寒頭痛者毋認為傷太陽症發熱頭疼乍寒乍熱或兼脇痛者毋認為傷少陽症皆由氣血兩虛陰陽不和而類外感切不可用柴胡麻黄等湯發汗重亡陰血若明知虛中真感傷寒冷物其加味生化湯亦能調和榮衛諸症自退矣凡發熱乃氣虛之甚非有實熱也其畏寒亦係氣血甚

加味生化湯

川芎二錢　當歸全用四錢　乾姜炒黑四分　桃仁十粒去皮尖念意若產來血過多宜輕用并體弱者只宜五六粒可也　炙甘草五分　陳皮三分去衣不可用四分已上乃耗氣故也　右水二中棗一枚煎六分溫服連進二帖若諸症未退炤後加減　若明知感冒風寒外邪身熱脉浮緊宜加味生化湯二帖諸症未退再加羌活四分只用三分可也防風四分只用三分可也　荆芥四分　若又不減加葱頭四分　如嘔吐加藿香三分　生姜煨三片　如汗多加黄芪

一二錢蜜炙　如氣短加參一二錢　如微喘汗出加參一二錢　如渴煩燥加麦門冬一錢　人參一錢　北五味十粒　如渴加麦冬一錢三分、五味子十粒　如痰加橘紅三四分不可多用　半夏麯四五分　川貝二三分　若小腹滿疼有悪血增寒壮熱脉弦緊宜加味生化湯主之　如日晡潮熱脉虛弦大宜八物湯或補中益氣湯内輕用柴胡升麻為穏　明医雜著云傷食發熱右手脉大頭不疼發熱若胸膈飽悶噯氣悪食泄瀉等症只作傷食治之　治法在九十四条後

二十六　產後妄言妄見

凡產後妄言妄見者由氣血大虛精奪神昏妄有所見而妄言語也輕則夢中呢喃重則不睡亦語又痰成虛客於中焦致十二官各失其職視聽言動皆有虛妄毋認鬼邪誤用符水法尽以致不救朱丹溪云虛癥犹似邪祟也屢治此症服帖數多方効

加味生化安神湯　治產後三日内血塊未除患妄言妄見症服此方三四帖後再用加益榮安神湯

川芎二錢　当帰四錢　茯神一錢　甘草炙五分　黑薑炙黑四分　棗仁一錢炒　桃仁十立皮　棗二枚　水二中煎六分食後稍熱服

益榮安神湯　治產後三日外血塊不痛患妄言妄見症服此

益藥安神湯 治遺後二日，□血過不□，遺□妄言妄見症，服此

[illegible]

凡遺後妄言妄見者，皆由心血大虧，精神□□，有所見，而妄言。

二十六 遺後妄言妄見

[illegible]

方此症虛極服藥但平穩未見大効候藥力充足頓除諸疾曾服二十帖多見全効

川芎一錢五分　当帰三錢　茯神一錢　甘草炙五分
人参一錢　陳皮三分去白　棗仁一錢炒　栢子仁一錢
員眼肉八个　竹茹二分　照前煎服　汗多加黄芪一錢
麻黄根一錢　瀉加白术一錢五分　痰加竹瀝一小酒盞
姜汁一匙　大便不通加麻仁一錢切不可用大黄

二十七　産後手足冷發厥

凡産後手足冷發厥者由陰血虛陽氣亦虛陰陽両虛手足冷而發厥經曰陽氣衰于下則為寒厥氣上行滿脉去形逆氣上行滿于經絡則神氣浮越去而散也

加味生化理中湯　治産後厥症　川芎一錢　当帰三錢
黒姜炙黒五分　炙甘草五分　桃仁十粒　人参二錢
黄芪一錢　服参芪而塊痛未除厥回暫減参芪以除塊痛
塊痛除仍加参芪姜水煎服　瀉加生脉散　人参一錢
麦冬一錢　五味十粒　手足冷口氣漸冷加熟附子五分
参芪加二三錢　痰加橘紅五分　竹瀝七分酒一盞薑
汁二匙　汗加黄芪一錢　血塊痛不止加肉桂四分　虛
弱甚加人参三四錢　大便不通加麻仁六錢　再服五仁
丸毋用承氣湯雖熱不可用寒厥不可用四逆湯熱厥不可

用白虎湯　大抵產後厥氣虛血虛多脉脫藥必須大補少佐姜附以回陽產後厥渴甚以獨參煎湯代茶每帖加參三四錢

二十八　產後氣短

凡產後氣短者似喘非喘氣短不相續接有兼痰有兼痰嗽如有兼一二症而氣短促危急之症也當大補氣血為主雖兼風寒之邪而有頭疼發熱發寒惟當重產且生化湯有芎姜耳佐表劑極穩當其專門傷寒者切勿發散观丹溪云產後切不可發表

加味生化湯　治產後氣短

川芎一錢　当歸二錢五分

黑姜炙四分　甘草炙五分　桃仁十二粒　人參二錢

棗仁一錢

加味生化湯　治產後汗出氣短

川芎一錢　当歸二錢　甘草炙四分　人參二錢　桃仁十五粒去皮　麻黃根一錢　棗仁一錢　浮麦一撮　渴加麦冬一錢、五味子十立　嗽加杏仁十粒　桔更四分

痰加竹瀝一酒盞　姜汁半匙　汗多加黃芪一錢

加味生化湯　治產後氣促短痰嗽声齁汗出

川芎一錢　當歸三錢　甘草四分　杏仁十粒　人參二錢　棗仁一錢　桔更四分　半夏八分　痰加竹瀝姜汁一匙　汗多加黃芪一錢

前二症汗多加参芪如血塊痛未除暫減芪以定塊痛

二十九　產後發喘

凡產後發喘第一危症甚毋論实若產後氣短似喘氣血猶未虛補劑少可緩必先服生化湯一二帖以行塊定痛然後加参若產勞甚及血大崩形色又脫而喘急誠危急之症也難論痛塊從权速當生化湯内就加人参三四錢以救危急又用一時内連二帖頭煎後卻可少緩決不可照常症今日一帖明日一帖以誤之一有蜀阜寺僧治產後氣短喘以痰火治而用枳殼青皮貝母香附苓桔偏傳歷年已久悞人多矣

加味生化補中湯　治產後形脫氣喘

川芎一錢　當歸三錢　干姜炙四分　甘草炙　人参二三錢　桃仁十二粒　茯苓一錢　汗多不用　汗多加黄芪　渴加麦冬一錢　五味子十粒　若日久少食聞藥氣即嘔及服寒藥寒物嘔不納穀并用独参三四錢　生姜三片　加米一大撮用水一中半煎半中服調鍋焦粉亦可汗出氣短氣喘虛甚無疑不受補者難治

三十　產後汗

凡產後氣血虛。產畢即有汗。必先胎前預製生化湯。二三帖煎完塊消痛止。然後服調衛止汗湯。

調衛止汗湯　治產後有汗。

黄芪一錢蜜炙　当歸二錢　麻黄根一錢　甘草五分炙
防風三分　人參一錢五分虚人用二三錢　桂枝四分七
日外減之　棗二枚水中半煎服　汗多而渴回津生脉加
麦冬一錢五分　五味十粒　汗多小便不利津液不足毋
多用利水藥有痰用橘紅四分毋多用半夏生姜

三十一　産後氣血暴渴虚汗

凡産後氣血暴渴虚汗濈濈然出形色俱脱者乃危症難拘常
法先定塊痛從權且用調護衛止汗湯連進二三帖以救危
急若扶産婦少有精神又減參芪以除塊痛

調衛參芪從權湯　治産後虚汗形色俱脱危症

黄芪一錢五分　人參三四錢　麻黄根一錢五分　当
二錢　甘草炙五分　防風二分　桂枝五分　汗少減之
棗二枚水煎服　渴加麦冬五味子禁用半夏　生姜
發熱往來毋用柴胡芩　頭痛發熱毋用麻黄芩連　前後
汗出當作亡陰論陰亡則陽亦隨陰而亡矣

三十二　産後汗多出項強口禁手緊觔搐

凡産後汗多出項強口禁手緊觔搐者類傷寒痓症也痓惡也
内經曰陽氣者精則養神柔則養筋其産後亡血而又汗多
亡陰而又亡陽矣陽微不能養筋脉緊急項強口禁手緊筋
搐其症類傷寒慎勿作傷寒治之難經云汗本亡陰陰亡則

方此症虚極服藥但平穩未見大効候藥力充足頓除諸疾

曾服二十帖多見全効

川芎一錢五分　当帰三錢　茯神一錢　甘草炙五分

人参一錢　陳皮三分去白　棗仁一錢炒　栢子仁一錢

員眼肉八个　竹茹二分　照前煎服　汗多加黄芪一錢

麻黄根一錢　瀉加白朮一錢五分　痰加竹瀝一小酒盞

姜汁一匙　大便不通加麻仁一錢切不可用大黄

二十七　産後手足冷厥

凡産後手足冷厥者由陰血虚陽氣亦虚陰陽两虚手足冷而發厥經曰陽氣衰于下則為寒厥氣上行滿脉去形逆氣上行滿于經絡則神氣浮越去而散也

加味生化理中湯　治産後厥症　川芎一錢　当帰三錢

黑姜炙黑五分　炙甘草五分　桃仁十粒　人参二錢

黄芪一錢　服参芪而塊痛未除厥回暫減参芪以除塊

塊痛除仍加参芪姜水煎服　瀉加生脉散　人参一錢

麦冬一錢　五味十粒　手足冷口氣漸冷加熟附子

参芪加二三錢　痰加橘紅五分　竹瀝七分酒一盞

汁二匙　汗加黄芪一錢　血塊痛不止加肉桂四分

弱甚加人参三四錢　大便不通加麻仁六錢　再服

丸毋用承氣湯雖熱不可用寒厥不可用四逆湯熱

陽隨陰而走故曰汗多亡陽産後血脫多汗亡陰陽之症也

加味生化湯　治汗多口禁筋搐

川芎六分　当歸二錢　人參一二錢　黃芪二錢　天麻八分　麻黃根一錢　甘草四分　防風三分　棗仁一錢　荊芥四分　棗二枚　水煎服　痰加竹瀝七分　酒盞　姜汁半匙　虛甚加人參三四錢　渴加麦冬一錢　五味子十粒　脈脫精神脫加參三四錢　附子三四錢　大便不通加麻仁二錢炒　忌姜亦勿辛物　有熱毋用芩連梔栢　毋多用風藥　又方小便不通因汗多亡津液　毋用利藥　小續命湯　愈風湯　半南星不可多用　莫信符術符水法尺

産後傷食

凡産後傷食當以調氣血為主審所傷何物服消食藥為佐若傷谷食加神麴麦芽若傷肉加厚味加砂仁山查傷冷粉柿橘梨藕腹内大痛加呉茱萸砂仁亦可不可專用消導便消食藥而无補劑屢見專用消導反損胃氣虛而服悶日久不思谷食甚至絶谷者又誤為原傷食物未消仍加寬胸耗劑損命不救皆医之誤也屢治服消食藥過多産婦絶谷如日久上危甚者獨用人參二三錢水中半煎五分調鍋焦粉漸漸與之而治者多矣

加味生化湯　治産後傷食

川芎一錢五分　当归三錢　炙甘草五分　山查一錢

神曲一錢　麦芽各七分　傷谷食者用此如係傷肉者去神曲麦芽用另加砂仁山查各五分　姜一片　水二中煎七分稍热服　如傷冷物血塊痛加桃仁十粒　肉桂五分　如傷梨藕凉粉加干姜炙黑四分　砂仁四分　又方

因諸物服藥消食開胃藥多反損胃氣必增虚飽悶多不思谷誤認原傷食物未消不敢用補助胃多致不救愚屡長生活命丹者靈矣

長生活命丹

人参二三錢　水一中煎至五分調入鍋末服

三十四 産後瀉　分二症立二方

凡産後瀉産後脾胃虚産畢即瀉必先服原生化湯一帖後即加茯苓一錢五分　在生化湯内名

加味生化湯　治産畢即瀉

川芎一錢五分　当归二錢　干姜五分炙　茯苓一錢五分　桃仁十粒去皮　肉果一果面裹火煨捶去油　柯子一錢　蓮子十粒　姜水煎服　兩帖後不止加人参一二錢　小便不利因瀉之津液母利　渴加麦冬一錢　五味十粒　人参二錢

参苓生化湯　治婦人胎前久瀉産後不止産婦虚脫送權服

此方以扶虚弱

川芎一錢　当帰二錢　干姜五分炙黒　甘草五分炙

茯苓一錢五分　山薬一錢　肉果一分　蓮子八个　製

過柯子皮一錢　粳米一撮　人参二錢　産後七日外血

塊不痛亦服此方産後塊痛不息減人参肉果以除其痛産

後血塊不痛加白朮二錢　陳皮三分　瀉蕪後熱毋用芩連

枝栢蕪痰毋用半夏生姜　又方瀉渇煎生脉湯以回津液

三十五 産後形体労倦傷脾

凡産後形体労倦傷脾雖少食亦運化少緩胸膈欠舒無噯酸

氣味不可即投消導雖傷食而噯酸悪心食飽悶用生化ニ

内佐消導君血塊消尽不痛當以参朮為主消導為佐使然

三十六 産後傷食治験　遠年遠方不關述

論也

癸亥寓城治験者一江北郡珠泉室産後傷鴨蛋服消導三四

帖増熱生痰加芩連半夏又増脇痛絶谷七日予治生化湯

内加参一錢熱痛少減次早又與前方服下連晨米飲併吐

而暈一飯時方甦予思胃所楽者惟谷薬石皆偏勝之氣此

婦絶谷日久胃空豈勝薬味耶用長生活命丹回服寒薬多

者姜三片煎湯調鍋焦粉與服病人固執云適服薬而暈吾

待死矣治以蓮子煎湯服而愈

一縣西橋宋姓產後勞倦甚食不化服消導藥三帖心膈增飽又更親陳氏藥二三帖愈飽絶谷六七日予治暗投進長生活命丹兩帖而愈

一儒李前傳姓產後傷食誤用消導藥多絶谷六十日日飲酒漿以延命予以前方治之即愈

一天樂張祖山室產後傷食服消導藥絶谷五六日予以前方治之即愈

三十七　產後日久血崩

凡產後日久血崩不止或如鷄蛋大或去血片宜大補脾胃升舉氣血少加鎮墜心火之剤

升舉大補湯　治產後血崩併治老壯婦人崩淋

白术三錢　人參二錢　当帰二錢五分　川芎一錢　淮生地二錢自蒸作熟　黃芪一錢　炙甘草五分　升麻四分　荊芥四分　白芷四分　陳皮四分　黃連四分酒炒　防風三分　羌活四分　黃栢四分炒渴色瀉人不用　口燥渴加麦冬一錢北五味子十五粒　有痰加半夏　瀉加澤瀉五分白蓮子十粒　減去黃栢　有痰及白帶多皆加半夏一錢蒼术一錢

三十八　產後脾瀉不止

凡產後脾瀉不止按後方并治年久不止脾瀉症

連芩蓮子飲　人参二錢　白茯苓一錢　白术二錢　白
芍八分　當歸一錢五分　甘草炙一錢五分　升麻三分
陳皮三分　山藥一錢　蓮子十二粒　姜水煎服次煎就
取蓮子煎送藥　大忌房劳恐大動而復　腹痛加干姜炙
黑五分　虚加人参三四錢雖有热毋用芩連栀柏年久脾
瀉不止須用十數帖者二三百帖血崩脾瀉兩三方活人矣

三十九 産後痢　附丹溪先生医按方

凡産後七日内外患赤白痢疾後重頻併最為難治欲調氣行
血而推蕩痢邪犹慮産後之元虚欲益氣滋荣而大補産虚
又助痢初之邪盛其行不損元補不助邪惟生化湯減
加木香煎送香連丸則並治而不悖也再服加味香連
從一二日後視病勢加減可保無虞若患褐色後重頻併
痢丹溪先生纂要中自有論方其産婦素厚産及一月可
用推蕩之方及芩連苦寒性之藥若産婦素弱雖産月餘未可峻
峭行積再禁口痢摘痢方中自有法治之　毋按古方用厚
朴枳殼以治産痢用香連丸代

加減生化治　治産後七日内外患赤白痢症後重頻併
川芎二錢　当歸四錢　甘草四分　桃仁十二粒　茯苓
一錢　陳皮五分　木香三分　水二中煎六分去渣送香
連丸三十九　如産婦十日外增服生化湯産婦已精神可

用芩連芍藥之類大黃等下藥決不可用加味香連丸具摘痢刊方　産後又有血崩痢久不愈屬陰虛宜服四物湯加人參　又有産後半月外患赤痢後重可服加連生化湯

川芎一錢五分　當歸三錢　白芍一錢酒炒　黃連六分姜汁炒　枳殼五分　甘草四分　茯苓一錢　木香三分

水煎服

四十　産後惡露日久不散凝結成塊

凡兒産下而惡露隨下則産婦腹無痛而自舒暢若腹失蓋或傷冷物則惡露凝結成塊虛症百出腹痛身熱骨蒸五心煩熱食少羸瘦或似瘧或月水不行其塊在兩脇動作雷鳴雜眩運身熱時作時止等症治法當蓮　先生云欲泄其[illegible]先補其虛用補中益氣湯送丹溪纂要三消丸斯塊消而人不弱若消塊無補非惟塊不能消盡其食日减甚至絕谷成勞而折人命有矣

加味補中益氣湯

人參一錢　白术二錢　甘草四分炙　當歸三錢　白芍一錢　黃芪一錢　茯苓一錢　陳皮四分　姜水煎服

丹溪先生三消丸　治婦人死血食積痰飲三等塊

黃連一兩五錢內一兩用茱萸四錢煎汁去渣浸黃連炒燥內五錢用益智炒去益智用連　萝蔔子一兩五錢炒　芎

五錢　桃仁五錢去皮　山枝五錢炒　青皮　三稜五錢
莪朮五錢醋炒　香附童便浸炒　山查各一兩　右為細
末蒸餅為丸食遠用補中益氣湯送下六十九　又方　白
朮三錢　陳皮五分　水一中煎五分送下亦可

四十一　產後類瘧

凡產後半月内外寒熱往來或午後日晡衣閒發熱或一日兩
三度發其發有期其症類瘧者此由氣血并竭陽虛寒作而
陰虛發熱也慎勿以瘧治呂柴胡湯不可輕用惟調補氣血
則寒熱自除矣毋用苓連枝栢以退熱毋用檳常草果以截
瘧如有汗氣短加參芪熱加当歸茯苓若產已及一月甚
尚虛若患瘧疾亦用人參養胃湯　加減調治外再菔參
仲景云傷寒往來寒熱一日二三度發此陰陽俱虛不可更發
汗更不更吐也其意與同

加味生化湯　治產後半月内外類瘧
川芎一錢　当歸二錢　人參一錢　白朮一錢　茯苓八
分　甘草炙　青皮二分　藿香八分　烏梅一个　渴加
麦冬一錢　五味十五　痰加半夏七分　生姜三片　汗
多加芪棗仁各一錢

加味人參养胃湯　治產後及一月瘧疾并服參朮膏
人參一錢五分　白朮二錢　茯苓八分　半夏八分　草

果三分　甘草四分　当歸二錢　青皮四分　藿香五分
烏梅二个　水煎服
外再另用参术膏
白术一斤洗净剉片焙干　人参一两用水六碗煎取碗半
如法共煎五次前二味取汁共九碗再煎一碗每月服半酒
中白湯送下

四十二　産後嗽　立三方

凡産後七日内。外感風寒嗽。鼻塞声重。悪寒者。宜生化湯。内加杏仁。桔梗。有痰加天花粉。毋用麻黄。以動汗。如嗽而脇下痛者。毎用小柴胡湯。若患火嗽而有声痰少。面赤毋用凉散

危症監發

凡産後有火。有痰。嗽必調理。産後半月後方可用寒凉。半月前还要重産。丹溪先生云。産後不可発表。

加味生化湯　治産後感風寒嗽声重

川芎一錢　当歸二錢五分　杏仁十粒　甘草四分　乾姜炙四分　知母八分　桔梗四分　姜水煎服　有痰加天花粉　虚弱有汗嗽加人参一錢

加参寧肺生化湯　治虚弱産婦百日内感風寒嗽声重有痰或身热頭疼或汗多服此方

川芎一錢　当歸三錢　甘草三分　人参一錢入虚二錢
杏仁十二粒　桔更四分　知母一錢　半夏六分姜製　桑

皮六分　橘紅三分　虛人痰盛加竹瀝半匙　姜汁半匙

加味四物湯　治產後半月外患嗽。有声痰少。

川芎一錢　歸二錢　芍藥一錢　桔梗四分

知母一錢　兜苓四分　訶子皮一錢　款冬

花六分　瓜蔞仁一錢　水煎服

四十三　產後胃氣不和嘔吐不止全不納谷　立四方

凡產後胃氣不和嘔吐不止全不納谷者若六七日內血塊痛

未除治當重塊佐溫胃藥宜服安胃行血湯

安胃行血湯

藿香四分　川芎二錢　当歸四錢　人參一錢　干姜

炒黑　桃仁十粒　甘草炙三分　砂仁四分　姜三片　水

煎服　汗不用姜　又產後如七日內曾服生化湯三四帖

血塊痛無只是嘔不止不納谷當服加減六和湯

加減六和湯　治產后七日內曾服生化湯三四帖血塊痛止

只是嘔不止不納谷当服此方

川芎一錢　当歸二錢　干姜炙四分　扁豆二錢　白豆

叩四分　人參一錢　藿香三分　陳皮三分　山藥一錢

五分　茯苓一錢　甘草炙四分　姜水煎服嘔止減豆叩

又方　人參一錢　当歸二錢　陳皮三分　甘草四分炙

白术一錢五分　藿香三分　丁香二分　茯苓一錢　扁

白朮一錢五分　藿香三分　丁香二分　茯苓一錢　當歸

半夏八分　人參一錢　[illegible]

[illegible]

[illegible]四分

[illegible]

藿香四分　[illegible]

[illegible]

豆二錢　姜水煎服　受寒加吳茱萸嘔止減丁香
又治產後嘔吐服前三方而胃和嘔止塊痛止但氣血不足
食少宜服此補中和胃湯

補中和胃湯

人參二錢　白朮二錢　當歸二錢　茯苓一錢　甘草四
分炙　陳皮四分　山藥一錢五分　干姜三分　扁豆二
錢　水煎服

四十四　產後膨脹

凡產婦素弱臨產又勞中氣多不足心膈多不舒胃雖納谷
輸遲若產畢服生化湯三四帖以消塊止痛即服生化

人參助脾健胃自無中虛之滿其產後中滿膨脹者大抵
因傷食而誤消導因氣鬱而誤專順散又因多食冷物而停
滯惡露又因血虛大便燥結誤下而愈服殊不知產後氣血
兩虛血塊消後當大助氣血以補中虛滿者但知傷食當消
氣鬱用順惡露當攻便秘可下投藥一帖不効復進二帖病
家一医不効又更一医其產婦服消耗藥多胃氣反損滿悶
益增氣不升降濕熱助積鬱積之久遂成膨脹医工以為尽
技病家咎于氣食又喜食檳丁橘子等物少滿助成豈知消
導佐于補中湯內則脾強而所傷食氣消散助血兼行則大
便自通而惡露自行矣屢見誤用消食耗氣下藥以致絕谷

日久者用此生活命丹而更生者百試百驗又誤而致成膨脹者仍用大補氣血之劑而不致夭折者十救八治者毋為迂焉姑先用参一二錢煎湯送鍋焦粉試引加之以救絶谷之遵丹溪医案方以救膨脹

誤耗益氣湯　此方能治産後中氣不足微滿或受氣虚飽症誤服耗氣順氣藥多致成膨脹此方係健脾湯益氣湯録后

人参一錢虚四分　白术二錢　茯苓一錢五分　甘草二分　川芎七分　当歸三分　芍藥一錢　陳皮四分　腹脇塊痛加砂仁五分　傷麯加麦芽五分　傷生冷粉果腹大塊痛加吴茰一錢

人参一錢　白术二錢　茯苓一錢　甘草二分　川芎八分　当歸二錢　陳皮四分　芍藥一錢　大腹皮四分　神麯　腹脇痛或塊痛加砂仁五分　傷麪加麦芽五分　傷冷粉梨橘腹内大痛加吴茱萸一錢

養生化滯湯　治産後大便不通誤服大黄芍藥致或膨脹或腹中血塊疼不止

川芎一錢　当歸四分　芍藥一錢　陳皮四分　茯苓一錢　白术三錢　人参一錢　甘草二分　桃仁十粒　香附三分　大腹皮四五錢　肉蓯蓉一錢五分　脹甚加人

参四五錢　白术四五錢　如血塊痛就將藥送消丸

已上三方大率相同可通用遵　丹溪方加減屢用屢驗治

誤用大黄多者服参歸治半斤以上大便方通腫脹症退

四十五　産後用藥十誤

一産後誤用耗氣順氣藥反增飽悶陳皮不可用至五分以下人不知弊

一誤用消食藥多損胃減食甚致不進食

熱誤用芩連梔栢損胃減熱甚致不進食

一日内未服生化消血塊毋用人参芪术致塊痛不除

小地黄以滑惡露毋獨用枳殼牛膝以消塊

大黄芒硝以通大便轉成鬱脹

七毋用蘓木稜蓬牛膝等以行血塊新血亦損

八世俗多用山查一味煎汁以攻血塊成危症而死人亦不知

九誤服濟坤丸而下胎下胞

十毋信産　百問及婦医方

消乳腫秘驗方　己巳年水宗婦乳真沖生酒服蔵即消已成者亦出濃而愈

四十六　産後乳生癰

凡産後乳生癰未成膿服瓜蔞乳没散已成膿服排膿回毒散虚人不可服膿出後服十全大補金銀花散

瓜蔞乳没散　治産後乳生癰未成膿痛不可忍　治胎前生癰亦照方煎服

[illegible]

總序

[illegible]中醫藥學以天地一
體[illegible]人[illegible]的[illegible]基礎，[illegible]中華民族
[illegible]式[illegible]值取向[illegible]民族傳統文化的豐富內涵，是我國文
[illegible]體現[illegible]在[illegible]多次引用中醫
[illegible]用中醫妙術[illegible]的[illegible]和方法[illegible]
[illegible]中醫[illegible]中學習[illegible]努力

[illegible]

[illegible]

總序

『上醫治國，中醫治人，下醫治病』，古有明訓。中醫藥學以天地一體、天人合一、和而不同、以人爲本的思想爲基礎，深刻體現了中華民族的認知方式和價值取向，承載着中華民族傳統文化的豐富內涵，是我國文化軟實力的重要體現。習近平總書記在系列重要講話中，多次引用中醫術語，運用中醫妙喻，闡述治國理政的理念和方法，準確而傳神，深刻而生動，展示了中醫藥文化蘊含的哲學智慧和思維魅力。

二〇一六年二月十四日，國務院總理李克強主持召開國務院常務會議，指出傳承中醫藥優勢，發揮其獨特作用，可以更好造福人類健康。會議確定要促進中醫藥和民族醫藥繼承保護與挖掘，搶救瀕臨失傳的珍稀與珍貴古籍文獻，强化師承教育，大力培養中醫藥人才，提高中醫藥應急救治、防病治病能力。

中醫藥保護與傳承，中醫藥產業創新與發展，中醫藥古籍文獻整理與保護，已經成爲國家重視、各方關注的重要議題。中醫藥事業及古籍文獻整理與保護領域工作者們迎來了期盼已久的大好時期。

根據《中國中醫古籍總目》的著錄，存世的中醫古籍有一萬二千餘種。這些文獻跨越了從先秦到晚清二千餘年的歷史，成爲人類社會極爲豐富的一筆知識財富和遺產資源。中醫古籍以圖文形式記錄了中醫學數千年來積累的理論知識和臨床經驗，相對於其他學科的古籍，不僅具有珍貴的文物價值，而且具有重要的實用價值。中醫古籍得以流傳至今，得益於歷代學者的不斷整理和研究。

然而，由於歷史悠久、自然災害、保護不力等原因，在現存萬餘種的中醫藥古籍中，大多數存在殘破、蟲蛀、霉變等問題，有四千餘種已經成爲孤本，甚至面臨湮滅的危險。因此，如何利用現代出版技術，對稀缺珍貴古籍進行還原性出版，再現古籍的版本及內容價值，是中醫研究和圖書文獻信息工作的重要課題。

二十世紀九十年代以來，日新月异的現代信息技術被廣泛應用於古籍整理、開發和保護，改變了傳統古籍整理的概念，使古籍整理進入了一個新的階段，爲解决古籍文獻保存和利用之間的矛盾提供了有效的途徑。通過數字化掃描與深加工、現代仿真出版技術，可以實現古籍復原性出版，對挽救瀕臨絶本的珍貴古籍免於失傳，保存、利用和傳播現存於世的珍貴孤本等，都具有重要意義。

《中華中醫古籍珍稀稿抄本叢刊》（第一輯）以中國科學院上海生命科學信息中心館藏的珍貴中醫古籍資源爲基礎，甄選現存於世、具有珍貴版本及學術文化價值的珍稀稿抄本作爲首批復原性出版對象。經過中醫領域及出版領域專家遴選，先期選定十種中醫古籍珍稀稿抄本，利用現代數字化掃描及出版技術，保存現有古籍原貌，重現珍貴版本價值；同時重點發揮古籍珍貴歷史文獻參考作用，爲中醫藥事業工作者、古籍研究與收藏愛好者，提供重讀歷史典籍、發掘中華歷史文化寶藏的重要機會，並爲珍稀稿抄本的長期保存和保護提供重要支撑。

叢刊致力於館藏中醫古籍中珍稀稿抄本的整理與出版，是一項『繼絶存真，傳本揚學』的重大出版工程。稿抄本與刻本相比，流傳稀少，世難一見。從第一輯選目來看，叢刊所收十種中醫稿抄本，八種爲孤抄本，一種更是孤稿本。這些古籍能够以叢書的形式原貌存真出版，實爲保護和傳承中華歷史文化寶藏的一大幸事。

在此，衷心希望《中華中醫古籍珍稀稿抄本叢刊》（第一輯）能爲中醫藥傳承創新、中醫藥文化弘揚光大，提供更多的『新鮮』材料，發揮其應有的作用和價值；衷心期望本叢刊的出版發行，帶動上海乃至全國館藏珍貴中醫古籍整理與出版的研究與發展，爲中醫藥事業、中國古籍保護事業的發展做出應有的貢獻！

陳凱先

中國科學院　院士

上海中醫藥大學　原校長

二〇一六年三月十六日於上海

提　要

《秘傳驗效女科選録秘閣藏書》，不分卷，清何仁元傳，清黄永念集。《内府傳授胎前産後女科方脈主意》三卷，清于鼎重録，清胡任素、程士捷同看。是書未署黄永念名，然與黄集二書筆迹一致，同訂一册，姑列黄氏名下。《京傳試驗産後選録秘閣藏書》不分卷，清黄永念集。

綫裝，五卷一册（一函）。半葉十行，行二十四字。開本：高二十六點七釐米，寬十五點一釐米。每書卷端題：『秘傳驗效女科選録秘閣藏書』，『鎮江何仁元先生傳，祁東左田黄永念集』；『内府傳授胎前産後女科方脈主意』，『延陵季子于鼎氏重録，祁南貴溪胡任素程士捷同看此書』；『京傳試驗産後選録秘閣藏書』，『祁東霞川左田黄永念集』。全書有朱筆、墨筆圈點，有朱筆墨筆眉批和夾註。正文首卷首葉鈐印『永念』白文一枚。書中多處條目上鈐『驗』字白文朱印。

《秘傳驗效女科選録秘閣藏書》不分卷，在明代萬全（密齋）撰《萬氏婦人科》内容基礎上編纂而成，主要有調經、崩漏、胎前、産後四部分内容，先爲總論『濟陰通玄賦』，再收胎前産後諸疾的病因和治法，後附方劑。治療上主張『調經專以理氣補心脾爲主；胎前專以清熱補脾爲主；産後專以大補氣血行滯爲主。』全書條分縷析，洞悉原委，簡而實用。

《内府傳授胎前産後女科方脈主意》三卷，收録女科崩漏、調經、胎前、産後各症脈法及治療方法。

《京傳試驗産後選録秘閣藏書》不分卷，選録産後生化血論及産後諸症之經驗良方。

該書採集女科諸症諸方，抄本朱色鮮艷，墨色温潤，雖無欄格而書寫工整，字蹟佳妙，頗堪一覽。

目錄

目録

秘傳驗效女科選錄秘閣藏書

產後脇痛症

產後不語症

言語不清症

產後乍見鬼神症

心下脹悶煩躁昏亂症

產後心痛症

產後腹脹滿悶嘔吐惡心

傷食兩腹脹嘔逆症

產後口乾痞悶症

臟腑本虛宿痰挾積胸冷腹脹痛嘔吐惡心症

胎衣不下症

產後多疾症

產後咳嗽症

肺主氣虛症

久咳不止涕唾稠症

產後食鹽太早咳嗽難治

產後喉中氣急喘促症

產後腰痛症

產後遍身疼痛症

新產氣虛久坐多語運動

蓐勞症

產後腹痛症

產後小腹痛

臨產之時寒氣客於子門入於小腹痛此寒疝也

產後兒枕痛

產後惡露凝滯寒熱往來

產後頭痛

產後發熱

產後發熱自汗肢體疼痛

傷食發熱

產後大熱必用乾薑
產後乍寒乍熱似瘧
敗血不盡乍寒乍熱
陰陽不和乍寒乍熱
產後寒熱似瘧非瘧
產後瘧疾症
產後渴症
產後汗出不止
產後汗出不止風邪乘之
產後中風
諸風振掉症
產後傷寒
產後霍亂症
產後泄瀉症
產後痢疾症

產後大便秘澀不通
產後小便不通
產後淋症
前言小便不通後言淋秘此二症何别
產後尿血症
產後小便數及遺尿不禁
產後咳逆症
產後浮腫症
產後惡露不止症
產後惡露不下症
產後暴崩症
產後血塊不散症
產後子宫脱出
玉户不斂症
產後乳汁不通

·内府傳授胎前產後女科方脈主意

卷之一

經來成塊如慈菇色
經來全白色
經來如銅綠水
經來如黃泥水
月經來不止
行經腹痛
閉經發熱論
血虛發熱論
月經或前或後論
月經後論
月經前期論
形氣生成篇
胎前總論
赤白帶
崩漏

經閉
調經
辨男女脈
月水或前或後脈
脈法

卷之一

·内府傳授胎前產後女科方脈主意

落胎小產產後血不止
產後泄瀉痢
產後乳汁不通
護養小兒法
固精種子屢驗奇方
如婦人素有乳一旦忽然因數乳汁少通二症詳論
初生婦女其夜或不育乳汁不消

經來臭如夏月之腐
經來如魚髓
經來如牛膜片
經來下肉胞
經來小便如刀割疼痛
經來吊陰痛不可忍
經來未盡潮熱氣痛
經來盡作痛
經來脇氣痛
經來小腹有塊痛
經來遍身疼痛
觸經傷寒
月經逆行症
經從口鼻中出咳嗽氣緊
每月二三次經來

經來狂言如見鬼神
經來常慣嘔吐
經來飲食後即嘔吐
經來遍身浮腫
經來泄瀉
經前經後痢疾
經來大小便俱紅出
經來常咳嗽
經阻腹大如鼓
經來小便出白蟲
經來潮熱旬日不思飲食
女子暗經閉
血山崩
經來吐蛔蟲

卷之二

·京傳試驗產後選錄秘閣藏書